现代医学美容教学理论与实践探索

张　新◎著

陕西新华出版传媒集团

陕西科学技术出版社

Shaanxi Science and Technology Press

————西　安————

图书在版编目（CIP）数据

现代医学美容教学理论与实践探索 / 张新著. -- 西
安：陕西科学技术出版社，2022.5
ISBN 978-7-5369-8268-0

Ⅰ.①现… Ⅱ. ①张… Ⅲ. ①美容术－教学研究－医
学院校 Ⅳ. ①R625

中国版本图书馆CIP数据核字(2021)第195251号

现代医学美容教学理论与实践探索
XIANDAI YIXUE MEIRONG JIAOXUE LILUN YU SHIJIAN TANSUO
张新 著

责任编辑　孙雨来
封面设计　左图右书

出 版 者　陕西新华出版传媒集团　陕西科学技术出版社
　　　　　西安市曲江新区登高路1388号陕西新华出版传媒产业大厦B座
　　　　　电话(029)81205187　传真(029)81205155　邮编710061
　　　　　http://www.snstp.com
发 行 者　陕西新华出版传媒集团　陕西科学技术出版社
　　　　　电话(029)87212206　87260001
印　　刷　广东虎彩云印刷有限公司
规　　格　710mm×1000mm　　　16开本
印　　张　15.75
字　　数　220千字
版　　次　2022年5月第1版
　　　　　2022年5月第1次印刷
书　　号　ISBN 978-7-5369-8268-0
定　　价　55.00元

版权所有　翻印必究

前　言

随着人们生活水平的日益提高,人们的审美、求美观念也发生了新的变化。与此相应,医学美容作为美容的重要手段之一,越来越受到人们的重视,其未来的发展可谓是前景广阔。与此同时,医学美容工作者在增进人体美的技术上不断摸索、不断创新,不仅大大地减少了患者的痛苦,同时也减少了并发症的发生,并获得了良好而持久的美容效果,促使医学美容技术迅猛发展。美容新材料、新方法、新技术不断涌现,要求医学美容工作者及时了解、学习和掌握,与时俱进,促进美容医学更好地满足社会的需要。

然而在众多的新材料、新方法、新技术当中,哪些是最实用的,哪些美容效果最佳,哪些方法副作用最小,这些都是求美者和美容工作者最关注的问题。基于上述观点,笔者根据掌握的国内外美容技术的最新信息,结合近年来应用美容新技术的体会,编写《现代医学美容教学理论与实践探索》一书,希望能为我国的美容行业提供一点小小的帮助。

本书以现代美容理论为指导,介绍美容领域中的新观点、新成果、新技术,总共分为10章。第一章介绍医学美容的概念、发展和意义;第二章介绍医学美容的基础与评价;第三章、第四章和第五章分别介绍面部美容、美体护理和文饰美容技术;第六章、第七章和第八章介绍理化美容、注射美容和其他美容技术;最后两章分别介绍医学美容行业的评价与礼仪。

在编写此书的过程中,笔者始终坚持以实践为指导,突出医学美容的特色。从医学美容的实际出发,既保证内容的科学性、系统性和完整性,又贯彻"少而精"和理论联系实际的原则。本书内容丰富、言简意赅,体现了近几年来医学美容研究的最新成就,具有较高的学术价值和较强的实用性,是一部较为全面、系统、实用的医学美容书籍。

医学美容是一门年轻的科学，它涉及艺术、社会学、美学、心理学、医学等许多领域，其新技术、新理论不断涌现。由于编写时间紧，作者学识水平有限，书中难免会有不全之处，恳请广大同道、读者批评赐教，以使本书日臻完善，成为能为医学美容学者开阔思路、拓展业务的有益教材。

目　录

第一章 绪论

第一节 医学美容技术概述

一、医学美容技术的定义

医学美容技术是美容医学的一个重要组成部分,是在美容医学发展的进程中,逐渐分化出来的一门应用技术群。它是以医学美学和美容心理学理论为指导,运用一系列具有创伤性或者侵入性的医疗技术、手段和方法,对人体的容貌及各部位的形态美进行维护、改善、修复以及再塑,以达到增进人体健美目的的医学技术的总称。

二、医学美容技术的研究对象

既然医学美容技术是美容医学的一个重要分支学科,因而它的研究内容同样是围绕人体的形态美以及维护、修复、再塑其形态美的一切医学技能、方法及基础理论,其核心是人的健与美的和谐统一。本书侧重研究如何在医学美学的原理指导下,根据不同人群、不同层次的求美需求,正确选择和运用各种医学技术与方法,实现维护、改善、修复或再塑人体的结构美、形态美、功能美的目标。①

三、医学美容技术的基本任务

(1)在医学美容和临床医学理论的指导下,逐渐形成和完善医疗美容技术的理论体系。

(2)研究各种维护、修复和增进人体美的医学美容技术、技巧和方法,并不断改进和创新,使医学美容技术更加安全、有效。

---

① 刘成胜,丁芷林.实用医学美容新技术[M].沈阳:辽宁科学技术出版社,2003.

（3）不断规范医学美容技术操作，提高医学美容技术的科技含量。

（4）把人体美学、美容心理学和医学美容技术结合起来，在美容技术的实施过程中，以医学美容和美容心理学理论为指导，使求美者和实施者在审美评价、美容心理方面达成共识，从而获得最佳的美容效果。

四、医学美容技术的研究范围

由于医学美容技术能够对人体的容貌及各部位的形态美进行维护、修复、增进及再塑，它的典型特征是具有创伤性或者侵入性，因此，要求医学美容技术的操作人员必须经过国家相关专业技术部门的正规教育培训，具备实际操作的资质与能力。它实施的范围主要包括以下2个方面。

（一）基础理论研究

医学美容技术是在医学美学理论的指导下实施并完善的一门学科，对医学美学理论的研究和学习，能够更加深入地掌握医学美容技术的本质和内涵，突出医学美容技术的应用宗旨，达到其实施目的。医学美容技术的基础理论研究包括医学美学基础（如医学美学基本原理、医学人体美、人体衰老的生物医学基础等），把与现代医学美容技术相关的基础知识全面深入地进行分层次阐述，以便在基本技术的研究应用中发挥其设计、指导作用。

（二）基本技术研究

文饰美容技术：包括面部眉、眼、唇的文饰美容技术，身体文饰美容技术等。

理化美容技术：包括激光美容技术、强脉冲光美容技术、射频美容术、光动力美容技术、高频电美容技术、冷冻美容技术、皮肤磨削美容术、化学剥脱术等。

其他美容技术：注射美容技术、穿耳孔术等。

第二节 医学美学学科发展

我国传统美容的萌芽与发展历史悠久,几乎是与我国医药学同时产生并同步发展的。我国人民和历代医家积累了丰富的美容经验,发明了许多具有美容作用的方药和医术,医学理论中也包含着丰富的关于医学美学思想的论述。

我国自有文字记载以来,就有许多关于美的记载。殷商时期的甲骨文中,就有"沐""浴"等文字。据《说文解字》注:"沐,洗面也。""浴"字的字形像一个人在盆里洗澡,说明中国人很早就有注意美容卫生的习惯。河南安阳发掘的殷王墓中也发现了全套的盥洗用具,如壶、勺、盆等。据记载,商纣王时期已经会配制"燕脂"。如马缟的《中华古今注》中:"盖起自纣,以红蓝花汁凝作燕脂,以燕地所生,故曰燕脂,涂之作桃花妆。"此外,《诗经》中的《国风卫风·伯兮》亦云:"自伯之东,首如飞蓬,岂无膏沐,谁适为容!""膏"和"沐"就是当时妇女用来润泽头发的一种化妆品。战国后期的《韩非子集·显学》中也载有:"故善毛嫱,西施之美,无益吾面,用脂泽粉黛,则倍其初。""脂以染唇,泽以染发,粉以敷面,黛以画眉"。这说明我国人民当时已发明制作了一些简单的日用化妆品,并广泛用于梳妆打扮。[①]

随着社会生产力的发展,人们对美的追求日渐增长,除对衣着装扮不断改进以外,对影响人体外在美的各种病症的治疗,以及从美化容貌的角度探索各种具有美容作用的方药,也为人们所重视,从而使美容和中医药很早就结下了不解之缘。湖南马王堆汉墓出土的我国现存最早的古医书《五十二病方》中就已有关于中医美容方药的记载。我国现存最早的一部中药学著作《神农本草经》中则更详细地记载了数十味具有令人面色悦泽、润肤祛黑、辟除体臭和口臭、疗面疮酒渣、乌发生发、长须生眉、洁齿生牙等美容作用的药物。与此同时的《山海经》所收载的173

---

①李义庭. 医学美学[M]. 石家庄:河北人民出版社,2008.

种药物中,也有不少是介绍美容作用的药物,上述这些发现和记载为后世中医美容方药的发展奠定了基础。另《黄帝内经》《神农本草经》《针灸甲乙经》《备急千金要方》《新修本草》《太平圣惠方》《肘后备急方》《圣济总录》《本草纲目》《医宗金鉴》等历代医著,都有美容医药方面的记载,除了医学审美理论之外,美容技术实施方面的书籍也是名目繁多,大致可分为药物美容、气功美容、药膳美容和手术美容等。

美容手术是在人民生活实践中逐步产生的。据史料考证,无论国内还是国外的人体美容手术,最初都是以耳环、鼻环、文身等形体装饰起源的。

我国古代已有做人工酒窝的记载。唐诗中有"眉间翠钿深"及"当面施圆靥"的佳句。此处靥即"酒窝""笑窝"。所谓"当面施圆靥",即开始是以某种化妆品用于两颊"点状靥",以后即以手术"造圆靥"。当然在中医书中对"靥"也有"痘痕"之解,在《普济方》和《卫生易简方》等医籍中载有许多"治靥方"。

南宋时已有装假眼的记载。《南村辍耕录》中宋时"杭州张存,幼患一目,时称张瞎子,忽遇巧匠,为之安一磁眼障蔽于上,人皆不能辨其伪"。我国五代至北宋晚期先后在贵族女性中还出现了关于"缠足"的"美容术"。

我国美容磨削术起步也很早。公元992年,《圣济总录》中记载了用玉磨治疗面部瘢痕的事例,为此现代磨削术的先导,以后的医著中也有类似记载。而国外磨削术的最早报道是在1905年,晚于我国千年之久。《使辽录》中还记载了以中药栝楼调敷于面部的"佛妆"配方,与现代所称的"倒模"美容术是类同的。

更令人惊叹的是我国在元代就有鼻梁修补术的记载。元代戴良所撰《九灵山房集》中写道:"闽夫长陈君,临阵为刀砟其面,疮已愈,而瘠和鼻不能合,肌肉尽热腐甚恶。乃拜项颜章(元代名医)求治。项命壮士按其面,施治以法,即面赤如盘,左右贺曰'复效也'。"

纵观上述记载,我国古代至近代时期的传统医学审美思想和医学美容术均起步较早,只因长期受到封建文化的束缚而未能得到应有的发展。但是,其丰富的理论与实践的经验,为现代医学美容学的创立与发展奠定了坚实的基础。

现代美容医学的形成与发展有其历史必然性,既与中国传统医学审美思想有着一定的历史渊源,又受现代国内外的一些与美容相关的医学技术发展的影响。它的形成与发展,是一种医学现象,也是一种社会文化现象。它既随着医学的发展而发展,也随着社会文化的进步而进步。

一、中外首部《医学美学》的诞生

20世纪80年代,有学者提出医学美学的概念,首次将医学与美学结合起来,并对医学美学理论进行了系统的研究。

1981年,《医学与哲学》杂志上刊载了胡长鑫《医学美术与医学科学》一文,论述了医学与美的关系,开辟了循着医学美学方向探索医学问题的新道路。随后,《医学与哲学》等杂志又先后刊载了一系列关于医学与美学关系的文章,引起了理论医学界的关注。

1982年,李振铎等发表了《美与医院管理》一文,率先使用了"医学美学"一词为专栏题目。赵登蔚、孟宪武先后发表了《生物化学与美学》《医学对美的追求》等文。

1986年4月,华东地区医学院校德育教学协作会议在福州召开,邱琳枝、彭庆星等在会上倡导编写《医学美学》,并于1988年6月由天津科学技术出版社出版,这是中外第一部医学美学学术专著。同年,丁蕙孙主编的另一部《医学美学》专著也问世了。这2部著作填补了国内外医学领域与美学领域交叉上的一个空白,为我国当代医学美学和美容医学的整体学科建设与发展奠定了理论基础。同年7月,由邱琳枝、赵永耀、彭庆星和马文元在庐山共同举办了关于该论著的讲习班,培养了国内第一批医学美学学术骨干。此后,上海医科大学出版社、天津科技出版社、四川科技出版社、东南大学出版社等出版单位又陆续出版了多本医学美学方面的著作。随着《医学美学》《护理美学》《中医美学》和《口腔医学美学》等专著的陆续出版,医学美学这门新兴交叉学科已然在中国兴起。

医学美学是一门维护、修复和塑造人的自身健美,激发人的生命活力的学科,主要研究如何运用美学手段实现医学目的和医疗卫生领域中各种美和审美问题。从生物、心理、社会等方面关怀人的健康是这一新兴学科的灵魂。医学美学是现代医学总体结构中一个重要组成部分。在临床、预防、康复、环境、卫生事业管理等医学领域，都存在医学审美技术的研究和广泛运用，特别是艺术美在医学领域的应用有着广泛的前景，是值得医学美学深入研究的课题。

由于国内广大理论医学学者和应用医学学者，以及一部分现代美学家的共同努力，关于医学美学和美容医学的整体学科研究不断深入，正逐步走上系统化、规范化和科学化的轨道，并具有理论与应用相结合的学科特色。在理论研究方面包括医学美学和医学美容学的定义、对象、任务和体系结构的研究；医学人体美与艺术人体美的联系和区别的研究；中国美貌人群颜面 X 线三维测量的研究；面部浅层肌膜系统的解剖学——美学研究；人类牙弓牙合曲度的研究；人体黄金律及其美容临床应用的研究；医学审美心理和美容心理的研究；美容内科学定义及其临床范围的研究；医学美育和医务人员审美修养的研究等。它们都从不同角度指导着各种医学审美的实施，特别是医学美容的临床实施，对于学科的整体发展起到了开创性的作用或阶段性的促进作用。

维护人体健美相关的分支美容学科，如整形外科的分支美容外科、皮肤科分支美容皮肤科、口腔科分支美容牙科、理疗科分支物理美容等长期以来都分属于各自相应的临床学科中。直至医学美学的理论研究明确地提出上述分支学科的共同对象是"现实中的人体美"之后，这些分支学科便顺理成章地组合成了一个具有中国特色和时代特色的"美容医学学科"。

在医学美学理论导向下，全国已有北京医科大学、同济医科大学、第四军医大学等20余所医学院校在多种医学专业中开设了"医学美学"课程。先后有大连医科大学、江西宜春医学高等专科学校、北京联合大学中医药学院、石河子大学医学院、中国人民解放军空军军医大学（第四军医大学）、皖南医学院、广州医科大学、吉林医药学院、广西中医药大学等院校创办了美容医学专业，培养专科层次的美容医师，这是我国医学教育事业上的一项重大成果。

1994年7月，中国现代医学美学与美容学科建设与发展研讨会在昆明召开，提出基理论建设、临床专科建设、专业队伍建设、职业道德建设和美容法规建设等学科发展中的五大建设问题。

1994年10月，第一届国际医学美学与美容学术研讨会在西安召开。英国《社会科学与学》、新西兰《中文一族》周刊先后发表和交流了我国学者介绍中国当代医学美学的文章。国学者所用的"医学美学"中的"美学"一词与日本学者所用的"齿科审美"中的"审美"一词，不约而同地被译为同一个英文词汇——aesthetic。我国现代的医学美学思想已开始与世界接轨。

2002年7月，彭庆星主编的《医学美学导论》进一步深化了医学美学的学科内涵。

二、医学美学学科的现状与未来展望

任何学科都是在理论与实践相结合的基础上发展起来的。医学美学是以医学为基础，美学为向导，美学与医学基础理论有机结合而形成的一门新兴的医学交叉学科。医学美学具有一种特定的医学审美功能的美，是美在医学领域的一种特殊表现。它既从理论上不断揭示了人体的自然基础及维护与塑造人体美的一般规律，又在理论指导下进行维护、修复和塑造人体美的实践活动。

(一)医学美学应用系列中各分支学科的发展，应以医学美容学的发展为"突破口"

医学美容学的理论与实践较易被人们所关注和接受。现阶段的医学美容技术队伍也是医学美容应用技术队伍中人数最多的一支。如果医学美容学发展了，其他医学应用美学分支势必得到相应的发展。

(二)医学美容学等应用分支学科的发展，是对医学美学总体结构的充实和完善

理论来源于实践。医学美容学等医学应用分支学科的全面发展无疑将有助于为医学美学的理论提供丰富的、可靠的科学依据。这就要求医学美学基础理论研究者深入医学美容实践和其他各科医学美学实践

中去掌握第一手资料,深化自身的研究,在医学应用美学研究中不断探索新课题,不断完善和充实医学美学的总体结构。

(三)医学美容学和各科医学应用美学的实施,必须接受医学美学基本理论的指导

任何实践一经形成理论,就对新的实践具有指导意义。近年来,国内医学美容事业发展很快,在数量上是可观的,而且许多专家在这方面卓有建树。但是,其学科体系还不够明确,技术队伍中的一部分人素质较低。为解决这些问题,最好是要在大胆实践的同时进行医学美学理论的普及教育,让每一位医学美容工作者和各科医学应用美学工作者都能在理论与实践相结合的基础上,按照美的规律来维护人体美。

1.国内医学美学现状及发展

我国现代医学美容学,是我国传统美容医学精华的继承和发扬,当代医学美学理论研究的成果、美容医学实践经验的总结和国外美容医学先进技术的引入三者融合的产物;是由美容外科、美容皮肤科、美容牙科、各种实用美容技术和包括中医药美容、药膳美容、经络与气功美容在内的非手术美容技术等,以及美容医学的基础研究和理论研究等多学科同步发展汇集而成的。它的兴起与发展与国外的美容医学比较,具有起步早、发展快和发展趋势综合三大特点。

20世纪80年代,随着国家的改革开放,社会生产大发展,国民经济迅速增长,人民的生活水平普遍提高。人们(特别是青年人)对自身体态与容貌美的追求日益高涨。这种新的欲望和需求激发了广大医务工作者投入医学美容理论与技术研究的热情。我国率先出版了以"医学美学"和"中医美学"命名的一些专著,此后在不到10年的时间里,国内许多学者又共同努力对医学美学与医学美容学的定义、对象、任务、本质及其体系结构进行了进一步研究。如认识到这个学科的对象是医学人体美,以及医学人体美与艺术人体美的本质区别;揭示了医学领域中审美主体与审美客体之间的和谐统一关系。医学美学与中医美学已成为具有中国特色的新兴学科,是现代医学美学和中医美学理论的明确导向。

在美容外科方面,较早进行这一研究和实践的有宋儒耀、张涤生、朱洪荫、汪良能等著名学者。他们开展了多种美容手术,并发表了许多美学方面的论文,出版了专著。例如,高景恒主编的《实用美容手术》,张涤生主编的《实用美容外科学》,宋儒耀、方彰林主编的《美容整形外科学》等。至此,"中国现代美容外科"的概念,已不仅仅是传统意义上的"美容整形外科"概念的外延,而是分别从整形外科,颌面外科,肤外科等临床学科中分化、派生和升华出来的一些以美容为目的的外科技术,并以医学审美为指导的综合性美容外科。中国现代美容外科已成为中国现代医学美容学中的一个重要分支学科。

在美容皮肤科方面,王高松编写的《皮肤科手术学》和《整容术》等书总结了我国皮肤美容学方面的临床经验,他们是从事这方面的研究和实践较早的学者。有李树莱、袁兆庄、张其亮等皮肤科专家相继参与美容皮肤科学方面的研究。

在口腔医学方面,较早投入医学美容学研究与实践并取得显著成果的,主要有张震康、孙少宣、孙廉、郭天文、潘可风、王兴、邓典智等。孙少宣关于颌曲度公式的论证和前牙造型美学规律的发现,以及王兴、张震康关于中国美貌人颌面部三维结构的X线研究,都是一种突破。其中孙少宣主编的《口腔医学美学》较系统地反映了这些方面的成果。

社会医学美容(美容保健)、心理医学美容和中医美容方面的研究成果也是丰富多彩的。从事这方面研究的主要是皮肤科、中医科和营养医学、体疗医学、卫生保健和心理医学方面的学者,他们在许多医学杂志和科普性刊物上发表了大量的论文,并举办了大量讲座。主要著作有王高松的《化妆与健美》,李树莱、张超英的《保健美容》,何伦的《美容医学心理学》等。

在医学美容学基础理论方面,彭庆星于20世纪90年代初关于医学美学与医学美容学的学科定义、对象、任务及其学科关系的研究,以及他与赵永耀、孙少宣、李祝华等先后构想的医学美学与医学美容学的体系结构模式,为我国现代医学美容学的整体学科建设发展奠定了理论基础。此外,还有何伦、马文元、郑振禄、黎正良、张鸿铸、王旭东、刘永斌等学者也分别编著出版了此类专著。

1990年11月,中华医学会医学美学与美容学会成立,开创了当代中国医学美学与美容医学整体学科。由于理论与实践相结合的需要,适应学科建设与发展的需要,中华医学会医学美学与美容学会分设为基础理论、美容外科、皮肤美容和口腔医学美学4个学组,以及学术交流、技术开发、教育、外事、财务监督、杂志编辑6个工作组(部)。在此前后,安徽、江西、陕西、湖北、广西、湖南、上海、河北、四川、河南、山东、北京、广东、海南等省市地区先后成立了地方性专科学会。全国和地方各级医学美学与美容学会的建立,有效地促进了该学科及其事业的蓬勃发展。

(1)专科建设迅速发展

几年来,全国各大中心城市医院先后增设了医学美容科(室)。中华医学会医学美学与美容学会紧紧抓住这一机遇,于1991年春决定将南昌市中西医结合医院美容科作为专科建设试点单位,不断总结经验,推动全国本、专科的建设与发展。

(2)学术活动日益繁荣

全国和地方各级学会逐渐建立以来,先后召开了多次关于基础理论、皮肤美容、美容外科等方面的大型学术会议,先后交流、发表了6000余篇学术论文。

(3)学术刊物陆续出版发行

杨果凡主编的《实用美容整形外科》杂志于1990年创刊,戴永贵主编的《中国医学美学美容杂志》和《医学美学·美容》科普杂志于1992年和1993年创刊,中华医学会医学美学与美容学会主办的《医学美学与美容学杂志》于1993年创刊。

(4)专业教育事业同步前进

1993年秋,已有大连医科大学、江西宜春医学高等专科学院和北京联合大学中医药学院3校,经国家教育行政机关批准创办了第一批大专层次的医学容专业教育,石河子大学医院同年创办了大专层次的成人医学美容专业教育。

2002年7月,由中华医学会主持的第二届国际医学美学美容学术大会在北京召开,有国际美学牙医学联盟、国际美容皮肤科学会、美国AN-NA医学美学学院、欧洲整形美容外科学会、日本美容外科学会等10多个国家或国际同行学术组织参加。

2.国外医学美学现状及发展

从医学史实来看,整形外科是战争的产物。在两次世界大战中,都有大量因创伤畸形与缺损的伤残战士,要求进行整形、修补或再造手术,以恢复本来的体态与容貌。经过相当长时间的手术实践,手术方法一再创新,技术水平也不断提高。因此,在一些医疗技术比较先进的国家,整形外科便从外科学里分化出来,形成了独立的医学分支学科。从事整形外科的医生们,在自己的专业实践中逐渐意识到,必须把恢复和改善人体的自然形态,作为整形外科医学实践活动的出发点和落脚点;同时又认识到,既然能对创伤性的畸形与缺损进行整形、修补和再造,也一定能对先天性和感染性的畸形与缺损进行整形、修补和再造。经过实践试行,整形外科得到了充实和发展。人的认识是无止境的,有些整形外科医师在整形外科实践活动的启迪下,又开始思考如何通过整形和再造的技术来美化健康人的体态与容貌问题;还有的整形外科医师出于上述想法,便开始利用业余时间进行健康手术设计;另有一些整形外科医师开始在秘密场合私下做美容整形手术。这些举动,在某些国家的一个时期内是受医学界反对的,认为这是不务正业。在20世纪50年代,国外某些有名望的整形外科专家做美容整形手术,仍是一种"秘密"活动,唯恐遭到嘲笑。

第二次世界大战结束后,英国、美国、日本和意大利等国家开始注重发展生产,繁荣经济,人们生活水平不断提高。当时,人们在衣食住行等生活条件得到满足之后,对自身状态和容貌美的追求高涨,要求做美容手术的人与日俱增。因此,整形外科医师开始转向美容整形专业,从事美容整形手术的专业队伍逐渐扩大。到20世纪70年代,有的国家美容整形外科又开始从整形外科中分化出来,形成了独立的美容整形外科(简称美容外科)。

从学科发展的渊源看,整形外科、皮肤科、口腔颌面外科以及中医科的前辈们,都可谓医学美容学的奠基人。1979年,在美国纽约成立了国际美容整形外科学会,至今已召开过10次学术会议,在美国、日本、英国发行了世界上首本医学美容杂志——《美容整形外科杂志》,且有美容外科专著出版。随后又在美国、日本、英国等先后成立了国家级整形外科学会。日本美容外科学会还出版了《日本美容外科学会会报》。有些国家则在《美容整形外科杂志》等医学杂志上,开辟了美容整形外科专栏,广泛讨论美容医学课题,进行美容医学学术交流。直到20世纪80年代,美容整形外科逐渐得到国际医学界的普遍接受和重视。

18世纪在英国和意大利的某些医科大学就有美容课程教育。18世纪末,赫尼医学博士首先把化妆品、发型、服饰美容划定为创造美容,或称为生活美容;把药物加医疗手术整复划定为医学美容。国际上还成立了一个国际美容组织,该组织将化妆品学、美容学、医学美容学分别设立为独立的学科组。这个组织目前虽未获得国际医学界的广泛参与,但它具有的医学美容内涵是毋庸置疑的。

第三节 美容医学整体学科概述

一、美容医学的定义与研究对象

(一)美容医学的定义

美容医学又称医学美容学,是一门以人体美为理论指导,采取侵入与非侵入的医学手段(药物、器械、生物技术、手术、心理、美学等)来维护、修复和再塑人体美,以增强人的生命活力美感和提高生命质量为目的的新兴医学交叉学科。

(二)美容医学的研究对象

美容医学的研究对象为现实中健康的、具有生命活力的人体美,包括人的形体美以及维护、修复和再塑其形体美的所有医学技能,设施及基础理论。

美容医学属于临床医学的一个分支,同时也有属于它自己的分支学科,如美容外科、美容皮肤科、美容牙科、中医美容及物理美容等,这些分支学科分别吸收了整形外科、颌面外科、眼科、耳鼻喉科、皮肤科、口腔科、中医科和物理治疗科等医学学科中的许多相关内容,为维护、修复和再塑人体美服务。它们的对象均为人体美,目标为在健康基础上达到健康与美的高度和谐与统一,达到美的境界。但它们都是专科发展的医疗美容项目,仅从不同的方位、层次着手,以治疗疾病与畸形状态为重心,以美化人体为中心的整体性、综合性的美容医学服务体系。①

二、美容医学整体学科体系与结构

(一)医学美学原理(基础理论)

医学美学是一门研究医学在维护、修复和塑造人体健美,以增进其生命美感为目的的创造性活动中,体现出来的一系列医学美现象和医学审美规律的学科。它既是一门医学人文学科,又是一门医学技术学科。它之所以是一门医学人文学科,是由它与普通美学的亲缘关系所决定的;之所以又是一门医学技术学科,则是因为它的医学应用技艺广泛应用在护理、药学、预防、康复及临床各科的医学实践中。

美容医学是一门以增强生命美感为目的的医学学科,是由临床各科相互交织而成并以应用为特征的学科,是医学美学的应用学科之一。

(二)医学美学应用技术

医学美学应用技术包括:①临床各科医学美学实施(含优生美学等);②美容医学中的美学基础和审美实施;③美学疗法;④护理美学实施;⑤预防、保健、环境医学美学实施;⑥康复医学美学实施;⑦药学美学实施;⑧医学实验美学。

(三)医学艺术美学

医学艺术美学包括:①医学标本美学;②医学模型美学;③医学挂图美学;④医学图案、插图美学;⑤医学电化教学美学。

---

①赵永耀,刘洪臣,王向义. 医学美学与美容医学学科20年[M]. 南昌:江西科学技术出版社,2008.

(四)医学审美教育(修养)

美感,简单地说,就是审美主体在审美过程中最初形成的一种审美感受,即感知对象(审美客体)在人们头脑中的一种创造性反映,其特点是赏心悦目、和谐宜人。它是人类所特有的一种社会心理现象。

美感也可分为狭义和广义。狭义的美感就是指审美感受。广义的美感则泛指审美意识活动的各个方面和各种表现形态,包含审美感受、审美趣味、审美能力、审美观念、审美理想等。广义的美感概念的核心也是审美感受。因此,通常人们多将美感理解为审美感受。

医学美感是指医学审美主体在医学审美活动中产生的一种情感上的有助于心身健康的愉悦和乐趣。医学美感与一般美感的不同点主要在于:①具有特定的审美主体——医者、患者和健康人群。②具有特定的审美目的——防病、治病,增进健康,延年益寿,提高生命质量。③具有特定的审美环境——医学审美环境。④具有特定的审美实施手段——医学技术手段与一般审美手段的结合。

(五)美容医学心理学

美感效应,是指人们在审美活动中出现的一系列生理、心理学反应及其效果。随着美感的产生,机体的神经、呼吸、循环、消化、内分泌、肌肉和皮肤等系统都会发生一系列的变化。这些变化的机制如何,是美学研究的基础课题之一,而医学美学则为此研究提供了重要的科学依据。

三、医学美学与美容医学学科建设的双相效应

美丽和长寿是全人类的两大需求。这决定了美容医学的学科内涵,赋予了美容医务工作者两大任务:健康美丽和延年益寿。健康美丽是长寿的基础,美容医学是长寿的领军学科,只有年轻健康才能美丽。因此,长寿也是美容医学的终极目标。美容与抗衰老息息相关、相辅相成,有同一个目标。

(一)美容医学学科的基本任务

一是满足社会人群的爱美需求,充分运用现有美容医学学科中已成

熟的基础理论与实践技能,最大限度地满足广大社会人群的爱美需求,这是美容医学学科当前的任务之一,也是美容医学学科得以繁荣和发展的动力。

二是不断完善美容医学的整体学科体系,虽然美容医学在我国发展迅猛,但发展不够完善,学科内涵和外延都不够明确,各分支学科之间的融合尚未完成,需要进一步完善。

三是深入研究医学人体美学和美容医学心理学,医学美学理论派生和延伸的医学人体美学和美容医学心理学的研究深度不够,还应进一步深入研究。

四是充分借鉴并加大与相关学科的整合,借鉴各相关学科的知识和技能,创新、丰富美容医学学科,为美容医学学科服务。

五是保证美容医学安全有效,在实施美容技术前全面检查身体,排除潜在疾病,坚持安全有效第一,在确保安全、有效、可靠、实现治疗的基础上锦上添花。

六是微创或无创技术,微创或无创技术发展是高端科学技术发展的必然规律,美容医学工作者应加强美容应用解剖学知识的学习并掌握与运用。

(二)美容医学学科的实施范围

一是对一些解剖结构及生理功能正常范围的某些不尽完美的状态的矫治,如巨乳、微乳、单睑、鞍鼻、皮肤老化、皮肤色素、皮肤皱纹、眉形不佳等。

二是对某些无功能障碍而仅外观欠缺的先天性或发育性的畸形、缺损和缺陷的矫治,如外耳畸形或缺陷、唇腭裂、多指等。

三是对各种损容性疾病(发病在外、表浅、慢性、影响美观)的治疗,如痤疮、色素痣、血管瘤等。

四是对一些疾病治愈后,虽在生理功能得以恢复,但外形尚未完全恢复的缺陷的再矫治,如瘢痕、疙瘩等。

五是皮肤的美容护理,如文眼线、文唇线、文眉等。

六是运用各种物理、化学技术和方法施以美容治疗,如激光、冷冻等。

七是在进一步加强医学美学理论的指导性意义的基础上,深入研究和发展医学审美手段在美容医学临床实践中的应用,使之转化为美容医学实施中一种应用性审美技能。

八是美容医学心理咨询及自我保健技术。美容医学心理咨询包括为求美者提供术前、术中、术后等各种心理状态的咨询及疏导服务,帮助求美者树立正确的人体审美观,恢复心理平衡和社会适应能力的协调。

第四节 医学美容技术的学习方法

医学美容技术是一门应用技术,是以培养学生的实际应用能力、实践操作能力为主要目标的专业课程。通过本门课程的学习,使学生能够对求美者的基本情况进行正确的评价、合理的分析、恰当的美学设计,正确选择治疗方法和手段,并能独立规范地操作某些美容技术,为毕业后从事医学美容实践工作积累初步经验,打好扎实的基础。因此,学习方法就必须兼备理论与实践,两者同样重要。

一、在理论学习方面

首先,在该课程理论知识的学习中,学生要重点掌握基本原理,如为什么会产生作用、怎样产生的等,这是一项技术的核心内容,是最基本的学习掌握重点。其次,每一项技术的应用范围、主要特点、治疗手段及效果、术后处理及护理等,则应重点理解并深入思考。

二、在实践操作方面

掌握操作步骤和要领,要把握好实践操作的3个环节,即操作前的准备、操作步骤和方法及操作后的处理与护理。[1]

(一)操作前的准备工作

例如,文眉术的操作前准备包括:熟悉标准眉的位置、结构、形态、比

---

[1]邓丽阳.医学美容技术实践教学方法探索[J].学园,2018(25):77-78.

例关系；根据求美者的自然情况（性别、年龄、性格特征、职业、审美倾向等）、脸型、眼型、肤色、发色等因素，合理设计符合求美者面部美学特征的眉形；通过美学及审美心理学分析，使求美者与操作者共同认可设计方案；操作前的身体情况、局部皮肤情况、心理状态等的准备，使用仪器及物品的准备，可能发生的可预见情况的分析，及术后的注意事项的告知、影像资料的留存等。以上操作前的准备环节应仔细全面。

（二）操作过程

在操作中要按程序规范地进行操作，并注意观察操作进行过程中的变化，如文眉术中创面损伤的深度、渗出程度、着色的情况、眉形的对称情况、术中求美者的反应等因素，保证操作顺利有效地进行。

（三）操作后总结

操作后做好总结工作，认真填写治疗材料，尤其是对准备工作中未能预知但却发生了的情况做重点记录。总结成功的做法与失败的原因，记录最大的收获与遗憾。在实践课的学习中，应养成好的操作行为习惯，从而形成适应岗位需要的技能素质。

三、树立终身学习观念

要以发展的眼光对待这门课程，树立终身学习观念。对本书之外的新信息、新技术、新观念，要随时保持高度关注，采取兼收并蓄的态度，不断为拓展知识、开阔眼界、提高从业能力而努力。

第五节　学习医学美学的意义

一、学习医学美学的普遍意义（含医学界与非医学界）

（一）学习医学美学是落实党和政府教育方针和政策的需要

历年来，党和国家领导部门多次作出了关于加强学校美育工作的指示，并发布了一系列文件。1999年，《中共中央国务院关于深化教育改革,全面推进素质教育的决定》中,再次明确地提出了培养德、智、体、美全面发展的社会主义事业建设者和接班人的要求。《中国教育改革和发展纲要》中,也曾明确指出美育对于培养学生健康的审美观念和审美能力,陶冶高尚的道德情操,培养全面发展的人才具有重要作用。[1]

医学是研究人体生命规律的科学,是世界上最复杂、最深奥的一门学科。因此,医学生的审美教育,除进行有共性的普通审美教育外,还应结合医学专业的特点,加强医学审美,即医学美学基本知识的教育。根据世界许多发达国家对教育提供的可借鉴的经验,我国医学院校要加快优化医学教育课程结构。开设以选修课为主的医学审美课程,这是实施医学审美创造美育的最基本途径。目前,我国医学院校的医学审美选修课程有3类:第一类是普通美育课程,如美学原理、艺术原理等。这类普通的美学类课程可以帮助医学生掌握正确的审美观及系统的美学理论知识,提高医学生审美鉴赏力,为医学审美创造能力的提高打下坚实的理论基础。第二类是医学与美学交叉课程,可称为医学美学类课程,如医学美学概论、美容医学基础等。这些课程系统地阐明了医学中蕴含的美学思想,具有较强的针对性。通过学习这些基本理论,使学生了解医学美学各学科的性质、对象任务、机制、思维方法等。了解医学美学在医学审美实践中的实现,从思想上、理论上提高医学审美创造的自觉性。第三类是蕴含审美因素的课程,如各临床课程(内科、外科、妇科、儿科等)、医学基础课程(生理学、病理学、药理学、人体解剖学等)以及公共基础课(体育、外语、计算机、人文学科等)尽管有特定内容,但都包含美的因素,都可直接或间接地成为美育的途径和方法,成为课堂审美教育不可缺少的组成部分。

前面也谈到了许多大学创办了美容医学专业,数十所高校开设了医学美学或者相类似的医学审美课程。根据开设的情况来看,90%以上的学生(包括非美容医学专业和医疗美容技术专业的学生)愿意选修医学美学课,并且效果非常好。

---

[1]刘海涛,王玉珍,许皓,等. 医学美学在现代医学教育中的作用[J]. 西北医学教育,2015, 23(05):830-833.

（二）学习医学美学是推动高校素质,特别是培养创新医学人才的需要

学习医学美学是人文医学素质教育的一个极为重要的内容和手段。医学审美教育和修养的目的是使医学生、医务人员在掌握美学和医学美学基本理论的基础上,树立正确的审美观,形成科学的审美标准,培养他们对美和医学美的感知力、鉴赏力和创造力。树立正确的审美观和形成科学的审美标准,提高医学生、医务人员的审美素质,培养医学生、医务人员的高尚美德,建立和谐的医患关系。医学美育始终贯穿着一种创新意识的教育,对于进一步开发当代医学生、医务工作者的智力与技能,促进创造性医学人才的创新思维,并朝着良性方向发展,有着不可忽视的积极作用。医学审美教育的内容之一,就是要通过各种有效的形式和手段,提高医务人员的审美创造力,尤其是对医疗环境美、医学社会美、医学技术美的创造能力,构建治病、防病的最佳服务措施,有利于社会群体健康水平的提高。利用医学美育,将形象思维和抽象思维有机地结合起来。对于创新人才的智力开发和当代医学生的创新潜能的挖掘,以及对于形象思维和抽象思维的丰富,都会起到极大的帮助和促进作用。此外,可以培养医学生健全医学审美世界观,起到文化养成的功效,并对德智体等方面起到渗透协调作用。事实上,医学美育已经成为弘扬新的医学人文精神、协调社会发展的重要渠道,成了知识经济中创新能力培养的重要途径。

总之,医学审美教育对于推动高校素质教育以及造就高素质医学人才具有不可替代的作用。

（三）学习医学美学是医学生、医务工作者进行医学审美的迫切需要

医学审美是人类在医学活动实践中积累起来的认知、情感和能力,它包括审美感受、审美观念、审美理想和审美创造等一系列心理活动。

《临床技术操作规范·美容医学分册》中明确规定,在美容医学临床技术操作中,医学审美不仅仅是一种指导原则,还必须成为一种医疗操作技能,并贯穿于其实践的全过程。美容医学专业人员既是美容医学活动中的主体,又是审美的客体,他们除需要有医学专业工作者所必需的基本素养外,最重要的是应从外到内给社会、人群,特别是求美者有更直接的美感。能正确评价美、人体美、医学人体美;根据自身的年龄、职务、性格展示出雅静端庄美或青春活泼美,使自己成为人们心目中美的使者。要学习表情美、形体美、化妆服饰美,还要学习美学理论,在欣赏艺术与艺术实践中提高自己的美学修养。

现代美容医师必须具有医学审美的意识和能力,否则就不是一个合格的美容医师。医学审美在医疗美容实践中,具有非常重要的作用。众所周知,医疗美容技术实施的目的是维护、修复、塑造和强化人体美,因此,在美容技术实施的过程中,必须以医学审美作为依据、指导原则和评价尺度。

(1)医学审美是美容手术设计的依据。一个可行的美容技术处理方案,应该是一个有充分的美容医学理论基础、结合美容对象的美容问题和符合其心理与角色特征的、技术成熟的、完美的处理方案。因此,在技术设计中必须体现以下审美因素:要体现形式美的基本法则;要体现人体美的基本要求;要体现美容技艺审美。与一般临床医师不同的是,美容医师对人体审美和对技艺审美的意识强。因此,美容医师更讲究技艺的准确性、把握性和细腻性。美容医师追求的人体美是全面的,既要实现人体的结构美、功能美,更要实现人体的形态美和韵律美。从这个意义上来说,美容医师追求的人体美是高层次的人体美。因为这样,美容医师必须对技艺水平更重视,对每一次技术处理都要把握得恰到好处。再者对美容器具进行审美选择。为了美容服务的需要,美容医师根据财力基础选择先进的、实用的、轻便的、美观的、耐用的、无创的、易操作的器具与设备。

(2)医学审美是美容技术实施的指导原则。在严格的功能美的基础上创造人体形体美与韵律美,在审慎施行技术过程中体现技艺美。

(3)医学审美是评判美容技术实施效果的尺度。

(四)学习医学美学对满足人们(特别是求美者)的审美需求有着极为重要的意义

2002年国家劳动和社会保障部发布的《中国美容就业调查报告》表

明,当前我国已有2000多万人从事美容或相关行业,据统计,到2003年年底,全国有美容院154万家,全国城镇美容业创造的总营业额为1680.4亿元,全国城镇平均每个美容就业者创造的营业收入为2.14万元。全国城镇美容业年产值占到了全国GDP的1.8%,并且以每年20%的速度增长。而《中国美容时尚报》社长兼总编辑张晓梅曾说,目前全国的美容店总数已超过169.8万家,就业人数超过1200万人,每年新增就业人数近100万,年产值超过1848.44亿元。中国美容业是第二产业中新生的经济形态,根据政府的统计,目前全国有1万多家医院开展了美容手术。

据经济学家们研究分析发现,全国美容市场的产值占第三产业产值的5%以上,并明确地认为,我国的美容经济正在成为继房地产、汽车、电子通信、旅游之后的第五大消费热点。所以说,当代人们的审美需求是非常巨大的。

医学美学与医学美容的创立本身,就是审美需求的必然产物。2个学科面对的人体,已不再是生物医学观所对应的单纯生物体,而是一个具有生物、心理、社会、文化、时空等多种因素组成的复杂审美对象。在医学审美实践中,既要保持人体的自然完整性,又要满足审美对象的文化需求;既要塑造人体的个性美,又要促进审美对象良好的适应群体;既要解除人体的病痛,又要达到审美对象的审美愉悦等。要解决如此众多的关系和冲突,单凭传统学科的力量是难以胜任的,医学美学的兴起和发展便解决了这个审美需求的"瓶颈"问题。它以现代医学的人体观、疾病观、治疗观、预防观、康复观去协调和影响各学科,以新的医学观和方法论去指导医学审美实践,要求学科发展做到宏观与微观相结合,单学科与多学科相结合,基础理论与临床实际操作相结合等,更加全面和完美地展现医学人体美。

(五)学习医学美学对医学美的创造有着方法论上的指导意义

美,只有被用来为人的医疗防疫保健活动服务时才成为医学美。医学美,贯穿在医学理论、临床医疗、美容医学、预防保健、医疗管理乃至整个医学领域。医学美学既从理论上不断揭示了人体美的一般规律,又在理论指导下从事维护、修复和塑造人体美的实践。医学美,是美在医学领域的一种特殊表现,是一种具有特定的医学审美功能的美。

医学美概念的外延基本包括2个方面:一是人体美及其健康之美,即医学人体美;二是维护、修复和塑造医学人体美,增进人的生命活力美感的一切医学现象,包括与之有关的一切医学技术实施、医学审美理论、医学审美行为、医学审美环境和医学审美关系等。

从医学美的内涵来看,它是存在于医学领域内诸多美的总和,它是涉及预防保健,且有益于人的身心健康的种种感性形象和理性形态。因此,在医学美概念的内涵上,可分为感性美与理性美2个方面。

医学美学就是研究和揭示医学美现象和一般规律的新兴交叉学科。所以学习医学美学对医学美的创造具有方法论上的指导意义。

(六)学习医学美学是美容医学专科医师具备知识和技能的需要

现代国际著名整形外科大师米拉德教授曾说,美容外科是整形外科高度发展的尖端学科,这个学科的医师必须具备3个条件:①坚实的整形外科基础;②精湛的整形外科技巧;③一定的美学知识素养,三者缺一不可。《临床技术操作规范·美容医学分册》中指出:美容医学临床技术操作,是以医学美学和美容心理学为指导,运用药物、手术、医疗器械以及其他具有创伤性或者侵入性的医学手段和方法,对人的容貌及各部位的形态加以修复和再塑,以达到维护人体健美为目的的一类医学技术。规范美容医学临床技术操作的基本原则之一就是到维护人体健美为目的的一类医学技术。规范美容医学临床技术操作的基本原则之一就是医学审美原则。

21世纪美容专科医(技)师的专业基本知识和基本技能的要求和目标是:①具备一般临床医(技)师的基本知识和基本技能;②具备当代已确立的美容医学整体学科中的某一门或2门分支学科(如美容外科、美容皮肤科、美容牙科、美容中医科和美容医疗技术等)的临床基本知识和基本技术;③具备医学审美的基本知识和基本技能;④具备美容医学心理学基本知识和基本技能;⑤具有良好的美容医学职业道德品格和职业形象。

现代医疗美容实践不能没有医学美学的参与,而且医学美学对这种实践参与地越广泛、越深入,则其所取得的成效就越显著。在医疗美容的实践中,既有医学水平的问题、医德问题,也有美学问题。例如,当一个大面积烧伤患者出现在医师面前时,医师在检查了解病情的基础上,首先应考虑如何挽救患者生命和减少患者痛苦,同时还应该从医学审美的角度考虑,怎样才能减少患者的外露皮肤的缺损,特别是颜面的变形。能否在患者身上取皮移植? 如果不能,就借助现代科技成果提供人造皮瓣。医师审美认识和医学审美能力的高低,将直接关系到患者的治疗效果。修补生理缺陷,美化健康人的形体、容貌,医师高明的医术是不可缺少的,但这种修补并不是纯医学的,同样需要很高的医学美学修养。要求医师善于掌握整体美与局部美的辩证关系,了解比例、对称、均衡、节奏、主从、多样统一等形式美的规律。又如美容外科手术切口要与皮纹方向一致或相近,义齿修复时人造牙与其他牙齿匹配。美容医师的每一种动作与操作,要轻巧、柔和,每一次造型要充分考虑求美者的审美要求,运用审美想象,根据康复规律性,达到比较理想的审美效果。作为美容外科医师,手术操作的娴熟仅仅是一个基本条件,手术中对修复区的立体成形,预测手术后的三维效果,必须要有高超的审美能力与审美预测能力,这种审美素养必须有对医学美学理论的理解,对自然美、艺术美、人体美的长期知识与经验积累,以及长期的美容外科手术实践效果的反馈。这种美容理论、审美实践的完美结合,才能使我们的医学审美实施达到一个较高的层次。

二、美容医学界学习医学美学的特殊意义

(一)现代医学模式对医学美学的需要

随着科学技术和社会文明的发展,医学观念发生了很大的转变。1948年世界卫生组织提出全新的健康观念,即健康是身体上、精神上和社会适应上的完好状态,而不仅仅是没有疾病或不虚弱。所谓完好状态即和谐状态。现代医学对健康和疾病的发生发展的研究,不能完全依靠生物医学来阐明,必须立足于生物、心理、社会等方面来协同完成。因此医学模式正由原来单一的生物模式向"生物—心理—社会"的模式转变,

由单纯的治疗模式向"群体保健—预防为主—主动参与"的模式转变。正是在这种模式指导下,医学美学得到了重视和关注。医学美学就是研究人的美和审美,在医学科学研究和临床实践当中,按照美的要求,努力满足人的心理和社会平衡,从而对人的健康和疾病的康复产生积极作用。

疾病和创伤对人体造成的不仅仅是病痛,更是对人体结构美或外观形态美、生理功能美、节奏韵律美以及整个生命质量美的损害或破坏;对于疾病的治疗和预防,不论是药物的、理化的或是手术的手段,也不仅仅是一般意义上的减除病痛和强身健体,而且还有维护、修复、增进人体美,力求在恢复解剖结构及功能的同时达到和谐统一的美感,以提高人的生命质量。人的生命质量层次从初级生命质量观,经过中级生命质量观正向着高层次地满足生理、安全、爱与隶属、尊重和自我实现的生命质量观过渡。

要实现人们生命质量的高要求,必须把医学人体美作为医学审美对象的核心,进行医学审美实施,评价医学实施质量,从生物、心理、社会圆满适应的基础上,满足人们的医学人体审美需求。

(二)医学美学促进了美容医学的发展

医学美学旗帜鲜明地提出了其学科的核心对象是"健康的具有生命活力的人体美"的科学论断,在这一理论的指导下,顺理成章地把一些原本存在于各"母体"临床学科中的美容外科、美容皮肤科、美容牙科、中医美容、美容护理和物理美容等新美容分支,组合成目标一致、体系完整的医学学科——美容医学。由于医学美学理论的系统研究和健康发展,不仅从整体上促进了美容医学的形成,而且还在美容医学各分支学科的临床实践中发挥了理论上和技能上的指导作用,促进了各分支学科的互相学习和共同发展。实践证明,美容医学的各分支学科,虽然都是来自各相应的母体学科,但是一经组合,其学科效果便人人增强了。

在医学美学理论的指导下,我国美容医师在色素类治疗、痤疮治疗、文刺、扁平疣、除皱、激光治疗、中医美容、眼美容手术、鼻唇美容手术、头面部美容手术、乳房美容手术、吸脂手术、腋臭治疗、美容整形护理、牙科美容等方面广泛进行着医学美学的临床应用。精良的艺术品往往出自具有娴熟技能的艺术家之手,在美容医学实施过程中,"患者"无疑会成为医师"创作"的"艺术品"。美容医师都必须深入地学习和揣摩医学美学中的各种形式美法则,诸如对称、均衡、和谐、整体性、节奏、黄金分割、多样统一等,从而力图精确地运用它。众所周知,黄金分割是传统美学中的一个古老课题。我国医学美学专家彭庆星在对人体进行了深入的开拓和研究之后,科学地揭示了"医学人体美"的奥妙,提出"人体美是黄金分割的天然集合"的原理,并广泛地运用到各种美容手术的设计和操作过程中,大大提高了手术的美容效果。

(三)医学美学是医学人文教育的重要环节

医学是美的职业,医学所追求的是健康而美好的人生,医学所创造的是健康之美、生命之美、至善之美、仁爱之美。既然医学是最为卓越的艺术,医务工作者就应该重视美学修养,并让医学审美意识牢牢植根于自己的医学实践之中。因此,所有医学生都应接受医学美学这门人文医学知识教育。通过医学美学教育,积极培养和提高医学生对美的鉴别、欣赏和创造力,陶冶情操,提高审美情趣,逐步形成"患者是艺术品,而医务工作者则是艺术家"的观念,使知识内化为学生的人文素质和艺术修养,培养和造就高素质医学人才。

在古代,药王孙思邈提出了中医美学的重要部分,他指出:行医者不仅必须具备全面、精湛的医疗知识和技术,而且还必须有一颗大慈恻隐之心,誓愿普救含灵之苦。孙氏从心灵美、行为美、技术美、语言美等方面论述了医德美,这"四美"仍是今天医务人员美育的重要组成部分。他不仅开创了较完整的传统医德思想体系,全面提出了医务人员应具备的美德,而且身体力行,在行医实践中彻底践行了自己所提出的医德规范,成为后世医家学习的楷模。通过医学美学教育,可以培养和丰富医务人员的职业情感,促进他们职业道德的形成和发展。并使这种职业道德在临床实践中得到不断的丰富和充实,形成良性循环,使医务人员的职业道德逐步迈向更高的境界。

医学实践必须以审美意识为指导,临床医学实践活动就是一种求真、求善和求美的过程。真、善、美统一是马克思主义基本审美观,这也正是医学诊疗工作的基本观。医师看病,首先是要追求真,即诊察病情力求真实,严防漏诊误诊;二是追求善,一切诊断、治疗手段及其操作,都应尽可能地做到施术和用药安全有效,对患者的健康必须有利无害,努力避免并发症与后遗症;三是追求美,包括医术操作美、诊疗效果美、医疗环境美、医护行为美等。这种真善美的统一,是医、护、药、技医学各分支学科的共性要求。因此,医学生在医学院校学习医学基础及临床理论的同时,必须将医学美学教育融入医学教育之中,这样能够拓宽视野,健全人格和增强社会责任感,也能促使医学生在毕业后的医疗实践中以医学美学的观念审视和引导医学科研和临床实践。

第二章 医学美学基础

第一节 医学美学与医学美概述

一、医学美学的定义

什么是医学美学? 其一,医学美学是一门以美学原理为指导,运用医学手段和美学思想相结合的实施手段来研究、维护、修复和再塑人的健康之美,以增进人的生命活力美感和提高生命质量为目的的新兴学科。它是研究和实施医学领域中美与审美的一般规律和医学美的创造的科学,既具有医学人文学科的性质,又具有医学技术学科的性质。它把传统的医学科学升华为一门"医学的艺术"。其二,医学美学是应用美学的一般原理来研究医学人体美、医学审美、医学美感和在医学审美活动过程中所体现出来的一切医学美现象及其规律的人文学科。其三,把美学的一般原理运用到医疗实践和医学学科研究之中,探索医学中美的规律,运用美的因素对人的心理、生理的影响来解决医疗卫生和医学科学发展中某些问题的交叉学科。我们认为,上述3种提法有一个共同点,即以调整人的健与美的关系为核心,医学与美学的结合点是人的健康美。医学美和医学审美及其规律是医学美学研究的基本对象,而被医学美学实施所维护的人体美和人的健康之美则是其基本研究对象的核心。[①]

二、医学美的含义

医学美学既从理论上不断提示人体的自然基础及维护与塑造人体美的一般规律,又在理论指导下从事维护与塑造人体美的实践。医学美

①李大铁.医学美学[M].北京:人民军医出版社,2004.

是医学美学这门学科的中心概念，它是美在医学领域的特殊表现，是一种具有特定功能的美。

美这个范畴有广义与狭义之分：广义的美是指能够引起人的美感的客观事物某种共同属性的本质概括；狭义的美即优美，专指与崇高相对而言的一种美的形态。医学美也有广义与狭义之分：所谓广义的医学美是指存在于医学领域内诸多美的总和及关系到医疗保健且有益于人的身心健康的感性形象；狭义的医学美就是医学的科技美，即体现于医学科学中的美。医学美学所说的医学美一般指前者，着眼于医学美在内容和形式方面的不同性质和特征，可以将医学美简分为感性美与理性美。

(一)通过医学实践过程而展露的感性美

医学美同其他美一样，都是一种客观存在，是客观事物的属性。人们通过医疗实践和社会实践，能够逐步扩大对医学美的认识，了解它的特性和功能，并运用这种特性和功能为维护和增进人体健美服务。首先，医学是诊断、治疗疾病和保持健康的技艺和科学，医学美是美在医学领域中的具体应用，是实践性很强的美的形态，它是在医学理论指导下进行的医学活动过程中呈现出来的美，主要是医疗卫生过程、医疗手段、医学成果等体现出的形象美；其次，医学美是提示人的主体有关的一种美，也就是使人体由不美向美转化过程中的医学主体形象美、医疗环境形象美等；再次，是在医学理论和人体美学理论指导下，根据人体美标准，对人体进行的创造性艺术完善过程中呈现出来的创造美，它体现在美容医学实践中。

(二)蕴涵在医学理论中的理性美

首先，它是由人体生长发育、衰弱死亡等规律所体现出来的内容美。医学理论就是医学家对人体内容美的审美感知过程。其次，它是医学理论本身所体现出来的美。揭示人体结构的完整、构造的匀称、功能的协调统一的医学理论具有美的魅力。中医以汤头歌、药性赋为学生的启蒙教材，表述深刻理论时往往借助于形象比喻，都是为了激发人们的直观美感判断。而理性美适应于审美对象较为深刻的内在含义，如中医的整体结构美主要是表现为平衡、和谐、对称等方面，这只能靠知觉的领悟才能实现。

三、医学美的基本形态

按性质分,医学美大致可分为医学人体美、医学环境美、医学感性美、医学理性美等基本形态。

(一)医学人体美

医学人体美可以说是医学美学的核心范畴,它涉及医学美学的理论与实践的诸多层面。人体美是指人体在正常状态下的形体结构、姿态动作、生理功能的协调统一。在外形上,表现为身材、相貌、线条的美;在形体结构上,表现为均衡、匀称的美;在行为活动上,表现为协调、和谐、统一的美。而这一切的美,都得益于心灵美的滋润,从而形成人体内外统一美。人体各系统、各器官、各组织和细胞生理功能的健全,是人体健美的保证,医学人体美是人体解剖、生理、生化共同协调活动的结果。

(二)医学环境美

环境作为同人类发生关系的对象性存在,其优劣对人类的体质和健康水平有着直接的关联。凡是有利于人类产生和丰富其医学审美感受,增进其身心健康的和谐客观环境,就是医学审美环境。医学环境美可分为生理性环境美、心理性环境美和社会性环境美3类。

(1)生理性环境美着重满足人的"五官感觉"方面的审美需要

它要求医院周围环境具有适合治病和疗养的秀丽景色、寂静或悦耳的音乐、适度的光照与色彩、良好的通风、清新的空气等客观条件。

(2)心理性环境美着重满足"感觉的人性"方面的审美需要

即情感和伦理方面的审美需求。它主要表现为医学技术工作者对工作的亲切热忱、仪容整洁、技术精湛,也表现为医疗工作的秩序良好、配合默契。

(3)社会性环境美着重满足"自我实现"这一人生高层次的审美需要

病人到医院求治是为了摆脱伤病,恢复正常的社会活动能力,他们需要健康和作为社会成员的价值被充分承认。因此它要求医院职工平等礼貌待人,尊重患者人格,使求美者感到自身与医院环境和谐协调。

(三)医学感性美

医疗保健工作实质就是人类创造自身美的审美实践活动,在此过程中,医学主客体展露的各类形象美就是医学感性美。就主体来说指医学职业美,就客体来说指医学技术美。仪表美、语言美、行为美、心灵美是医学感性美的重要内容,这"四美"在医学领域中有着非同一般的职业实践意义。医技人员容颜和蔼可亲、仪表整洁大方、医疗技术过硬,可使病人感到亲切、获得安全感,增强对医技人员的信赖感,使病人处于接受治疗护理的最佳生理心理状态。

(四)医学理性美

医学理性美本质上属于科学美这一美学范畴。医学理性美体现在和谐、新奇、简洁3个方面。医学理论的和谐美着重追求人的内在统一性,它不断运动、不断冲突,对称性不断破坏而又不断修复,便出现了和谐这一理性美状态;医学理论的新奇美,以产生新假说,建立新理论或补充完善传统观念、方法为特征,它能为维护和塑造人体美做出贡献,在医学美感和审美过程中具有重要的作用;医学理论的简洁美是指医学理论能以简单的形式来概括其深广的内涵,即医学理论越概括,它所涉及的医学事实也就越多,其应用范围也就越广泛。总之,以医学理论为载体的医学理性美要能充分反映人与环境的自然和谐状态,能反映事物的均衡与统一,能反映人的主观能动性,具有新颖奇特的想象力,经得起实践检验,能揭示人类健康、疾病等研究对象的整体性和特殊性。

四、医学美的本质与特征

(一)医学美的本质

医学美大而言之,指的是医学领域中诸多美的总和。医学美是医学技术工作者维护与塑造人体美的创造性实践的产物,它是美在医学领域中的特殊表现,究其根本也是人的本质力量的对象化。这种对象化的美是社会属性与物质属性的有机统一。人的本质力量在维护和塑造人体美的活动中,宜人的感性显现就是医学美的本质。

(二)医学美的特征

1.技艺整合性

医学美学是美学在医学领域中的具体应用,是一门实践性很强的科学。医学美的内容和形式无不渗透着医学专业的技术特征,如医疗技术手段、人体健美标准等。医学美中的科技、艺术有机整合,体现在医疗、护理、保健和康复等工作的各个方面。

2.多样统一性

医学美是一个涵盖很广的概念,其表现十分丰富。除人体美外,医学美还包括医学科技美、医学环境美、医学服务美,以及医学技术工作者的外在美、内在美和审美修养等。医学美表现虽然是丰富多样的,但却不是杂乱无章的堆积,而是围绕维护与塑造人体美这一终极目的而相互配合的有机系统。若孤立来看医学美的各个要素,医学美不仅会与美的其他形态相混淆,而且会失去自身的意义与价值。

3.形象感染性

医学美的形态是具体的,同时也有情感性特征,前者是医学美的外在形式,后者是医学美的内在功能。在医学诊疗活动中,医学美包含的医学实践过程美、医学手段形象美、医学成果形象美、医学环境和谐美、医学主体形象美等都具有形象的可感性。医学美的各类具体形象以情感为中介,以愉悦为基础,使人对医学领域中具体事物产生肯定或否定的审美态度与审美评价,从而陶冶性情,这就是医学美的感染性。医学美学就在于通过对医学审美形象的直接感知和审美特征的鉴别评价来形成美的概念意识,使情感产生共鸣,逐步提高感知体验、评价和创造医学美的能力。

4.实践演进性

医学美的存在是与医学学科和社会文化紧密相关联的,它是人类社会实践特别是医学实践的产物。伴随着医学实践的发展深化,医学美也随之丰富。医学美是由医学的实践水平决定的,这是医学美的共识性表现。

第二节 医学中的形式美

形式美在医学美学中占有相当重要的地位。凡医学美,一般均体现为一定形式的美。人们对医学美的感受似乎也都是直接由形式引起的。在长期的医学审美活动中,人们反复地直接接触这些美的形式,从而使这些形式具有相对独立的医学审美意义,即人们接触这些形式能引起医学美感。

形式美是指自然、生活、艺术中的各种形式因素(如色彩、质感、形体、线条、声音等)及其有规律的组合所具有的美,是人类在创造美的过程中关于形式规律的经验总结。形式美由2部分构成,一是构成形式美的感性因素,另一是构成形式美感性因素的组合规律,即形式美的基本法则。[①]

一、形式美的感性因素

形式美的构成需要一定物质作为基础,在审美的过程中才可能感知它们的存在。而在人的感觉器官中,眼睛和耳朵是主要的审美器官,它们可以分别接受来自客观世界的光和声等物质刺激,并对其传达的表示某种感情意味或象征意义产生审美愉悦,而这些感性因素主要包括色彩、形体和声音。

(一)色彩

色彩是由不同波长的光波辐射产生的,这些不同波长的光波可以组成广大的光谱,对人类眼睛来说,只能感知光谱上波长从390mm(紫色)到770mm(红色)之间的电磁波。这些光谱的颜色包括红、橙、黄、绿、青、蓝、紫,其中"红、黄、蓝"是3种基本颜色,又称"三原色"。由它们之间相互调和渗透,就可以产生各种各样的颜色,而色彩是辨别认识各种事物的重要依据,同时也能刺激人的生理、心理,形成特有的视觉效果。

---

①孙美庆. 医学美容与美容医学[M]. 上海:上海大学出版社,2004.

（二）形体

任何物体都占有一定的空间，都有一定的外形。形体则是事物存在的一种空间形式，它们的外形都是可见、可感、可触摸的。因此，形体也是视觉审美的重要感性因素。构成美的形体的基本要素是点、线、面、体。

1. 点

点是要素中的基本元素，在空间起标明位置的作用，并且点与点的连接可以组成线和面。例如人体美的黄金点。

2. 线

线是点运动的轨迹，起贯穿空间的作用。人体的轮廓就是由线来表示的，就是面与面相交形成的边界线。这些线条的基本形态可分为直线、曲线和折线。随着线条的流动、起伏、并行、垂直等，又反映出不同的审美特性。直线表示出刚毅、挺拔、稳定和力量；曲线则传递出优美、柔和、轻盈、优雅、流畅等；折线是直线的转折，一般表现为运动过程中的起伏、升降等。在医学人体美的审美创造中，对不同的部位用不同的线条塑造可形成不同的优美形象。例如，鼻梁的挺直直线和乳房的圆滑曲线表现了2个不同器官的审美特征。

3. 面

面是位于同一平面的轮廓固定不变的物体的形状，起分割空间的作用。数面组合即构成形体。人们对形体的审美就是从观察开始的。面的形态可分为方形、圆形、三角形，即是通常所说的三原形，它们的审美特征各不相同。方形给人以平实安稳、拘谨和固执等感觉；圆形给人的感觉则是柔韧、温和、丰满、富有弹性，并且有满足、包容的意味；不同的三角形则可以使人产生不同的情感，正三角形可以表现出稳定、庄重、崇高和永恒，倒三角形表示动荡和不安，斜三角形则表示方向、位置等。

4. 体

体是点、线、面的有机组合，占有一定的空间。体可以分为球体、方体、锥体。其视觉效果与圆形、方形、三角形相似，但较其更具体，反映更强烈。例如，厚的物体给人一种敦厚、结实之感；薄的物体给人一种秀丽、轻盈之感。

因此,在美容操作中,对面部轮廓、体态的修整就是对形体的"点、线、面、体"四大要素的修整。

(三)声音

声音是由人的听觉器官所感知的时间性的美,它是发音体自身的振动通过周围介质(如空气)的传导而生成的一种声波。声波作用于人耳的鼓膜便形成了听觉。人耳可听到频率在 20~20000Hz 之间的声音。人们通过不同的声音,大致可判断出物体的类别、方位、环境等。声波的要素是频率、幅度和波形,是在时间中存在和流动的。而周期性和可重复的波形,便可使人听到和谐、悦耳的声音。因此,节奏和旋律就成为声音这一形式美的重要构成因素。在现代美容医学中,音乐疗法已成为一种有效的医疗手段和美容疗法,因为音乐是对客观事物的情感的抒发,不同的情感又形成不同的节奏和旋律。例如高低,强弱不同的声音可表现出激昂、深沉、振奋、柔和等情感,纯正舒缓的声音可使人感到悦耳动听、舒心和缓,正如黑格尔所说"音乐是心情的艺术,它直接针对着心情。"

二、形式美的基本法则

(一)整齐一律

整齐一律是最基本的形式美法则。它的审美特性是一致性、反复性。一致性是一种整齐的美,如仪仗队的方阵、律诗中的音节等,它们的排列都是整齐一律的。有规律地反复则形成节奏。节奏是一种符合规律的周期性变化的运动形式。客观事物(包括人的生命和社会生活)在运动中,都带有一种规律的反复。昼夜交替、春夏秋冬,这是时令运行的节奏。人的呼吸、心跳、新陈代谢等生理活动,都具有一定的生物节奏。在节奏的基础上赋予一定情调的色彩,便形成韵律。韵律更能给人以情趣,满足人的精神享受。

(二)对称均衡

所谓对称,是指以一条线为中轴,左右、上下、前后双方形体上的对称等,如人体中的眼、耳、手、足都是对称的,自然界中符合对称法则的审美对象比比皆是,人类制造的大多数生产工具、交通工具及运动器械,在形体结构上也都是对称的,因为唯有这种结构上的对称,才能使这些工具、器械在运动中保持平衡。均衡的特点是两侧的形体不一定相同,但量上应大体相当。它与对称相比,变化较自由。对称自然也是均衡,是一种机械的均衡。对称一般比较呆板,缺少活力。而均衡在形体结构上有所变化,表现出一种稳定中的动态,比对称更灵活。如盆景造型,即通过静止的造型来暗示动态美的一种艺术,而它往往要通过人的心理经验来实现。

(三)比例

是指事物整体与局部以及局部与局部之间的关系,我们日常所说的"匀称"就包含了一定的比例关系。例如对人体的描绘,上体、下体、四肢及五官的位置必须大体合乎人们所熟悉的比例关系,否则就不能产生真实感和美感。例如中国画很讲究事物各部分比例的匀称:画人物,有"立七、坐五、蹲三"之说,这是用人的头部作为尺度来定出人体3种基本姿势的身高比例;画山水,有"丈山、尺树、寸马、分人"之说,要求对各种景物之间的比例关系作出合理安排。关于什么样的比例才能引起人的美感,对这个问题,古代人早有探讨。古希腊哲学家毕达哥拉斯提出了黄金分割,来说明客观世界中普遍存在的一种恰当的比例关系。

(四)调和与对比

调和与对比反映了矛盾的2种状态。调和是在差异中趋向于"同"(一致),就是把2个相近似的东西并列在一起,例如色彩中的红与橙、橙与黄、绿与蓝、紫与红都是邻近的色彩调和在一起,使人感到融合、协调,在变化中保持一致;而对比是在差异中倾向于"异"(对立),就是把两种极不相同的东西并列在一起,使人感到鲜明、醒目、振奋、活跃,如色彩中的红与绿、黄与紫、蓝与橙、黑与白都是对比所产生的美学效果。

(五)节奏

节奏是一种符合规律的周期性变化的运动形式,是形式美的一个很重要的法则。构成节奏有2个重要关系:一是时间关系,指运动过程;二是力的关系,指强弱的变化。运动过程中强弱变化有规律组合起来并周期性的重复,便形成了节奏。节奏在人体中具体表现在空间关系上,人体各部间的膨大与内缩、凸起与凹陷相互交叠,便形成了曲线优美、形体活泼的节奏美。节奏存在于自然界及人类生活的一切事物之中。音乐、舞蹈反映了鲜明的节奏。日出日落、潮涨潮去是大自然的节奏。呼吸、心跳是生物界的生命的节奏。节奏可以产生美感,当外界自然的运动规律与人的生理心理之间构成一种和谐的对应关系时,就会使人对环境的节奏产生适应和愉悦的审美体验,产生美感,反之,节奏被破坏就会丧失美感。

(六)多样统一

多样统一,是形式美法则的高级形式,它体现了生活、自然界对立统一的规律。整个宇宙就是一个多样统一的和谐整体。"多样"体现了各个事物的个性千差万别,"统一"体现了各种事物的共性或整体联系。因此多样统一就是在丰富多彩的表现中体现着某种一致性。例如在大合唱中,如果都是同一个声部,听起来将平淡无奇;如果合唱中分高、中、低音,那种和谐悦耳的效果,会给人带来一种视听享受。又如人体美,也是一种符合多样统一法则的整体美。人体上若多了某些器官和部位,将会破坏整体的和谐美。所以说,多样统一是客观事物本身所具有的特性。

多样统一是形式美的基本规律,是对形式美中对称、均衡、比例、协调、节奏等规律集中的概括。因此多样统一是形式美的最高形态,是事物对立统一规律在人体美中的具体表现。多样统一法则是在变化中求统一、在统一中有变化,使人感到既多变又单纯、既活泼又有序。形式美虽有许多不同内容的法则存在,但多种法则在表现一个美的事物时并非孤立存在,而是互相补充、互相协调,共同处于一个和谐的整体之中。作为一种形式美的规律,我们必须遵循它,但也应认识到它并不是僵化的教条。在实践中,我们要依据具体情况,在达到功能与形态最大和谐的基础上灵活运用这些法则。

第三节 医学审美与医学美感

一、医学审美

（一）审美概述

1.审美的含义

美学来源于审美,审美是人的独特的意识活动,是指主体对客观事物的能动反映,是人们在社会实践中逐步形成和积累的美的情感认识,它是人类区别于动物的重要特征之一。

2.审美的特征

审美除了具有一般实践活动的客观性、能动性、社会性、历史性等特点外,还表现出自己的特征。[①]

（1）直觉性

审美的直觉性,是审美主体对审美客体最原始而又最直接表现出来的一种心理意识形态。在审美实践中,审美主体通过对审美客体的声、色、形等形象的感知,形成对审美客体的感性直觉,表现出直接的感性领悟和理解。另外,审美主体与审美客体相互间的交流、交融,伴有浓厚的情感色彩,使审美具有丰富的情感性。审美主体不仅认识、欣赏、感受审美客体,而且能动地表达愉快的情感,不断地丰富、影响、创造着审美客体。

（2）流变性

审美的流变性不是说审美是不可捉摸的,而是强调审美作为人类的意识活动,在一定条件下审美主体与审美客体之间呈现交互作用的动态特征。一方面,它显示了审美客体,无论是动态的还是静止的,都要连续地展现给审美主体;而审美主体的心理活动,不管是感受、认识、体验还是丰富和创造,都处于变化发展中。另一方面,从审美关系来看,审美客体引起了审美主体的注意,审美主体因此而受到感染,主客体之间交互

[①]肖青林. 医学与艺术[M]. 西宁:青海人民出版社,2002.

感染、循环往复,使审美活动处于流动和演变的过程之中。

(3)普遍性

审美的普遍性特征是指审美使人们走出个人狭小的审美天地,审美活动成为具有人类共同意义的创造性活动。审美的生命本能,把人类带入了广阔的审美乐园,任何健全的人都会积极投入审美的怀抱,让审美荡漾在生活的每一个角落,而审美活动又会反过来影响人类的参与、欣赏和创造。从一定意义上看,审美活动体现了人类情感的纯洁性,并不带有直接的功利作用。人们的审美情感,通过审美对象的价值体系,凝聚着人类的智慧、力量和创造力,并超越审美活动的民族、阶级、等级、时代等客观属性,使审美对象的美学特征在人们的心目中形成普遍的美感。

(4)差异性

审美的差异性是审美活动个性化的体现,这是由审美的本质所决定的。由于审美意识是客观存在的审美对象在人们头脑中能动的反映,而审美主体是有差异的,审美客体更是千差万别,因此即使是面对同样的审美对象,也会产生不同的美感。

3.美的功能

(1)调节功能

审美调节功能是审美主体的自我调节活动,主要包括2个方面:审美主体自身的调节活动和审美主体与审美客体之间的调节活动。在审美活动中,人与自身、人与自然、人与社会,会出现许多失衡、失谐、失调等心理状态。审美的调节就是通过一定的审美诱导、宣泄、转移等心理过程,调整审美主体与客体的关系,使之趋于缓和、和谐、平衡。

(2)美育功能

审美的美育功能是指通过一定的方式和设施,培养人的正确、健康的审美观点和审美情趣,提高人们认知、欣赏和创造美的能力所进行的审美活动。美育功能主要表现在净化、促进、养成和娱乐等功能上,通过美化人们的心灵,培养良好的行为,促进人们身心愉悦。审美的美育功能,其特点是寓教于美的形式之中、娱乐之中、享受之中。

（3）激励功能

审美的激励功能是通过审美活动来激发人们的内在潜能,促进人们的审美追求,从而增强人们自我超越的勇气和创造美的愿望。审美的激励作用,不仅能唤醒人们内心沉睡的审美能力,而且能够激励人们去认识、追求、鉴别真善美,从而不断地丰富审美的内涵。

（二）医学审美基本内容

1.医学审美的含义

医学审美是一种比较特殊的审美活动,是以人的情感为中心的一种综合的审美意识,是人们在参与医学审美实践活动过程中逐步形成的情感、认识和能力的总和。医学审美具有特定的医学审美目的,把维护人民的身心健康作为理想终点。

2.医学审美的基本范畴

（1）医学审美感受

是医学审美活动中表现出来的初级审美形态,是审美主体对审美对象个别感情特征的反映。审美感受的特点决定了审美反映是局部的、个别的、带有一定感情色彩的。

（2）医学审美趣味

是指医学审美主体对医学审美对象特有的兴趣和倾向。在医学审美实践中,医学审美主体不仅是指进行医学活动的医学技术工作者,也可以是健康者、病人和亚健康状态者,由于他们的年龄、性别、种族、习惯等方面千差万别,审美趣味也常常具有各种个性的特色,表现出审美兴趣和倾向的差异性。

（3）医学审美情感

是医学审美主体在医学审美实践中形成的对人类生命、人生心理社会关注的深层体验和主观态度,是高度概括后的审美意识。健康的医学审美情感能够促进人们对生长、衰老、死亡中的医学美的理解和认识,从本质上把握因创伤修复、疾病治疗给医学美学带来的问题和困惑。

（4）医学审美能力

是医学审美主体对各种医学美感受的敏锐性以及对医学美的体验

和认识的水平。医学审美能力是医学审美主体必备的素质,有了审美感受的敏锐性,才有助于医学审美关系的确立,从而引发审美,进行医学审美处理,以达到人们追求健康与完美的审美需求。

3.医学审美的主要特点

(1)直觉性与理智性的统一

医学审美的直觉性与一般审美的直觉有所不同。在一般的审美活动中,审美主体通常都不是先有理智的思考和判断,才产生美感的,而常常是未做什么考虑,便对审美对象感受到美。而医学审美的前提之一,便是医学审美主体要具备一定的医学知识、审美技艺和抽象思维能力,能够有成效地面对医学审美客体。尽管有时医学审美更多的是通过外显的直觉性表现出来的,但这些直觉性都是经过医学审美主体内在的理性思维特殊处理过的,是理性化的直觉性。

(2)模糊性与实证性的统一

医学科学活动是以观察、实验、归纳、推理等,作为认识把握对象的基本形式和手段的,强调科学的实证性。而审美则更多的是一种审美社会意识的展现,其审美意识具有强烈的情感性和主观性,而那些体验、感受又往往是无法定量的。这样,为了达到医学审美维护和塑造人们身心健康的理想,审美的模糊性将被逐步进行定量化、标准化、客观化地处理,以符合医学科学的基本要求。而医学科学的实证性以其理性的光芒,在医学审美实践中融合为医学科技美。

(3)个性与社会性的统一

审美个性是一个人审美的标志,是一个人的思想、情感、性格、品质等多方面的结晶,审美的个性差异很大,表现出来也是五彩缤纷的。但是,医学审美的个性表现,远远没有一般审美活动那么自由、浪漫和自主,它要受到身体条件、经济收入、医疗水平、康复环境、健康理解、审美素质等多方面的干扰和影响。医学审美的个性是以社会性为基础的,是个性与社会性的统一。

(4)功利性与非功利性的统一

医学审美是有功利性的,它是人们追求健康、解除疾病的一种手段,它可以满足审美对象的审美需求,并产生一定的经济效益。如果对医学审美的功利性不加以限制和管理,就会使审美成为一种利益的滥用手段。倡导医学审美的非功利性,能陶冶人们的审美情操。

二、医学美感

(一)医学美感的概念

医学美感是指人们(审美主体)在医学审美活动中产生的一种有利于身心健康的情感上的愉悦和乐趣。医学美感不同于一般美感,医学美感是由医学审美对象引起的审美主体的一种特殊的心理状态。

(二)医学美感的特点

1.具有特定的审美环境

医学美感的审美环境是有利于人类医学美感能力的升华,以增进其身心健康和谐的、客观的审美环境。医学审美环境包括医疗单位的自然地理环境、人际关系、建筑设备等,其中人际关系居于核心地位。一个良好的医学审美环境,特别是和谐的人际关系环境,可以使人舒适快慰、心旷神怡,增进身心健康。然而,在现实生活中,医学审美环境并不尽如人意。因此,医学审美的主体不仅要创造和维护有利于人的身心健康的医学审美环境,而且还要在此基础上能动地改善和提高医学审美环境,使医学审美环境能真正地起到增强人类医学美感素质和身心健康的作用。

2.具有特定的审美主体

由于在医疗实践活动中欣赏美和创造美的人都是审美主体,因此在医疗实践活动中,任何医学美的欣赏者和创造者都有其审美的主体,它既包括医学技术工作者,也包括医学服务对象。

3.具有特定的审美客体

医学美感的审美客体包括诸多内容。首先是与审美主体发生对应关系的人,即在某一医疗过程中出现的医学技术工作者和服务对象。在医学美感中,审美主体和审美对象往往是合二为一的,即在同一医疗过程中,无论是医学技术工作者还是服务对象,都既是审美主体,同时又是审美客体。就是说,在同一过程中,他既是美的创造者和欣赏者,又是被创造和被欣赏的对象。除此之外,医学美感的审美对象还应包括医疗原则、医疗手段和技术,医学成果、医学理论及规律等方面。审美主体在医疗实践活动中,可以通过对审美对象的理解、认识、情感心理等活动而产生愉悦和乐趣。

4.具有特定的审美目的

医学美感是医学审美主体以防病治病、增进身心健康、延年益寿为目的(即医学目的或健康目的)的一种特殊的美感过程,否则,任何医学美感都不可能存在。

第四节 医学审美教育与修养

医学审美教育与修养是医学审美实践中的重要审美活动之一,也是医学美学理论体系的基本组成部分之一,正确而有效地实施医学审美教育和医学审美修养,对于全面提高医学技术工作者的审美能力,具有十分重要的意义。

一、医学审美教育与修养的含义

医学审美教育,简称医学美育,是医学审美与教育的融合。医学美育活动,既是一种审美活动,又是一种教育活动。具体地讲,医学美育是指在一定的医学美学思想和理论的指导之下,以美的事物为材料和工具,通过各种形式的审美活动,来激发和美化医学技术工作者的情感体验,提高他们在实践中感受美、鉴定美和创造美的能力的过程,达到全面发展的教育目的。由于医学美学是医学与美学相结合的产物,因此医学审美教育与一般审美教育是普遍性与特殊性的关系。医学美育是一般美育理论在医学领域的运用,其内容、方法、形式都离不开普通教育理论的指导。[1]

"修养"一词,含义广泛。"修"是指整治、提高;"养"是指培育、涵养。

---

[1]田迎春. 浅谈医学素质教育中的审美教育[J]. 大家健康(学术版),2013(01):180.

修养,包含举止、仪表、技艺、情操等多方面的陶冶,指政治思想、知识技能、为人处世等方面经过长期努力达到的某种能力和品质。不同的职业有不同侧重的修养要求。医学审美修养是医学技术工作者通过学习医学美学理论和参加审美实践活动等途径,在审美意识、审美能力、审美品质、审美创造等方面进行自我教育和自我改造的过程。与医学审美教育一样,医学审美修养也与一般审美修养有密切的关系,是美学理论与审美实践在医学领域的高度统一和运用,其特殊性在于职业性、实践性、自觉性和长期性。

二、医学审美教育与修养的主要内容

(一)建立正确的审美观

医学审美教育的首要任务和内容是建立和培养正确、高尚、健康、文明的审美观。审美观是人们在审美实践活动中形成的关于美、审美、美感、美的创造等问题的基本观点,是从审美的角度对客观事物进行判断和评价的原则体系。审美观来源于审美实践和审美创造,一旦形成,又反过来对人们的审美实践和审美创造起指导和制约作用。因此,人们应该像重视专业教育那样重视审美观教育,这样才能构建完整、系统、深刻的医学教育,促进医学技术工作者综合素质的提高。

审美观主要包括审美理想、审美情趣、审美标准、审美评价等,其中最重要的是审美标准,即人们在审美活动中衡量和评价客观对象美丑及其审美价值高低的尺度和原则。人们对具体事物的审美观念、审美情趣、审美理想等各种审美表现都贯穿着审美标准,一旦审美标准不恰当,其他一切审美体验和审美活动就可能出现相应的偏差。因此,要建立正确的审美观,关键在于形成正确的审美标准。审美标准是绝对性和相对性的统一,不同的时代、民族、阶级、个人,有千差万别的审美情趣、正误高低的审美标准,呈现出具有鲜明个性特征的审美爱好,难以强求一致。但是美又是客观存在的,美感是审美主体的主观感受。审美标准是否正确、健康、进步,可以在社会实践和审美实践中得到检验,并不断修正和发展,这是审美标准相对性的一面。目前,我国美学界公认为最正确、最进步、最高

尚的审美标准是马克思主义的审美标准。它来源于实践,又指导实践,并随着实践的发展而丰富、提高,始终与社会历史发展的方向一致。

(二)提高医学审美能力

医学审美修养和教育的最终目的,是通过教育,使医学技术工作者运用正确的审美观和审美标准建立审美意识,以便在实践中遵循美的规律,去创造医疗技艺美、医疗人际关系美,不断提高他们的审美能力。审美能力是指人们在审美实践中发现、感受、欣赏、判断、评价美的能力,主要包括审美感受力、审美鉴赏力、审美创造力。人们在审美活动中,能否得到审美体验和审美享受以及审美体验和享受的多少、深浅,主要取决于审美观,但与审美能力也有直接关系。同时,审美能力的提高,对培养正确的审美观产生积极的推动作用。医学审美能力是医学技术工作者的审美能力在医疗实践中的体现,主要表现为医学审美感受能力、医学审美鉴赏能力和医学审美创造能力3种。

1.医学审美感受能力

审美感受能力是审美能力中最基本的能力。所谓审美感受能力是指人们借助感官对审美对象的认识和把握。感受美是鉴定美和创造美的前提和基础。只有先获得审美感受,准确地把握审美对象的感性属性,如颜色、声音、线条、形状等,才能进一步获得美感。当然,一个人的审美能力,与先天的领悟力有一定关系,但重要的是需要通过后天的教育、培养和训练。医学技术工作者的审美感受力,既有感受强弱程度的不同,也有明显的职业特征。通过对医学技术工作者的医学审美教育,可以让他们更敏锐地感受其周围环境中的审美对象,如工作场所的形状、色彩、比例、和谐等形式美的变化,把握患者情感、思维、意志、品质等心理活动的信息,从而将医学美的规律有效地应用到医疗卫生实践中,提高诊疗技术的美学服务层次和服务质量。总之,医学技术工作者通过美学理论学习和不断实践,可以逐步锤炼发现和欣赏美的眼睛和耳朵,构建医学审美的心理品格。

2.医学审美鉴赏能力

审美能力的强弱,最终要通过审美鉴赏能力体现出来。审美鉴赏能力是指对事物的审美价值鉴别、欣赏和评价的能力,一般包含2方面的内容:一是区分事物美丑的能力,分清什么是美、什么是丑;二是识别事物的审美特征、范畴、程度、类型的能力。在现实生活中,如果对客观事物不能加以正确鉴别,就会导致美丑不分,甚至以丑为美、以美为丑,步入审美的误区。而审美鉴赏能力的提高有赖于审美实践。因此,在医学审美教育过程中,树立高标准的审美规范,这对提高审美鉴赏能力具有重要作用。从我国现阶段的国情来看,绝大多数医技人员接受过系统的专业知识、专业技能的培训,但缺乏全面的、规范的美学(特别是医学美学)理论培训和实践锻炼,总体的审美鉴赏能力不高。要迅速改变这种局面,必须通过审美教育,使医学技术工作者主动、自觉地接受医学审美理论的灌输和审美实践的锻炼,有意识地将医学技术工作者的外在美(包含仪表美、服饰美、语言美和行为美)和内在美(包含正确的审美观、医疗技艺美、高尚医德美)在预防、治疗、保健等各个环节中充分展现出来,从而领会到自己职业的高尚性,使思想境界、审美境界、审美鉴赏能力都得到提高,促进工作迈向更高、更美的层次。

3.医学审美创造力

医学审美教育的根本目的不仅要培养医学技术工作者和医学人员发现美、热爱美、鉴赏美的能力,而且还要激发人们追求美、创造美的能力。审美创造能力是指人们在审美实践的基础上,自觉地按照美的规律去创造具有审美价值的事物的能力。人与世间万事万物的根本区别就在于人具有审美创造能力。正是这种能力,人类才能使主观世界和客观世界不断变化,充满生机和活力。在某种意义上说,社会的进步史就是人类追求美、创造美的历史。因此,医学审美教育的内容之一,就是要通过各种有效的形式和手段来提高医学技术工作者的审美创造力,尤其是对医疗环境美、医学社会美(如高超的医疗技术、高尚的医德、优质的服务、科学的管理等)、医学技术美的创造能力。

(三)塑造完美人格

如果说树立正确的审美观是医学美育的首要任务和内容、提高医学审美能力是医学美育的基本内容,那么促进医学技术工作者和学生的综合素质提高、塑造完美的人格,则是医学美育最核心的内容。医学养育之所以被医学家、美学家、医学美学家重视,其主要原因在于医学美育在塑造医学技术工作者完美人格方面有其他教育形式无法代替的作用。所谓完美人格是指人能得到全面、自由、和谐的发展。不同的时代、社会,对完美人格的理解、要求和标准不一样,但相对公认的看法是使人充分、自由、和谐地发展。医学审美教育可提高医学技术工作者个体的情感水平,开发人的智力、技能,有效地建立医学技术工作者、自然环境、患者三者间的和谐关系,让医学技术工作者在工作实践中领略到人生的意义、情趣及职业的神圣,自觉地用患者的需要来规范言行、发展个性,从而在思想、品德、智力、心理、生理、意志、思维等方面都得到全面而自由的发展,塑造完美的人格形象。

第五节 医学审美创造与审美评价

一、医学审美创造

在医学领域里也存在着许多美的创造,如人体美的维护、修复和再塑,以及人们对自身健美的追求、生存环境的美化等。这种美的创造,有别于艺术美的创造,我们可以称之为"医学美创造"或"医学审美创造"。

(一)医学审美创造的概念及作用

1.医学审美创造的概念

医学审美创造是医学审美主体在医学实践活动中,按照医学规律和美的规律进行的,使医学审美客体产生美的飞跃的创造,是医学审美思维和实践的最高表现形式。医学审美创造的实质,是医学审美主体运用创造性思维,并通过医疗工具等物质手段,把审美主体内在的审美尺度"物化"成审美客体的审美特征的一种特殊的审美过程。简而言之,是使审美主体的审美尺度与审美客体的表现形式相统一的过程。①

2.医学审美创造的作用

医学审美创造的作用表现在许多方面,主要有以下4个方面。

(1)增进人类身心健康

绝大多数的求美者,总是存在着这样或那样的对自己的形体容貌的不满意,因而总是存在着不同程度的心理困惑或心理障碍。医学审美创造可以有效地改变求美者的形体容貌,从而提高他们的自信心,增进他们的身心健康。即使是身心健康者,也往往需要通过审美创造来造就一个自己所满意的健康审美环境,以进一步增进其身心健康。

(2)形成医学审美主体的理性力量

医学审美创造可以使医学审美主体对医学美具有敏锐的觉察力和深刻的感受力,可以使医学技术工作者透过现象看本质,全方位地分析病情,做出准确科学的诊断,从而标本兼治。这是医学审美创造的一种理性的力量,是医学审美主体本质力量的展示。

(3)增强医学审美主体的创造性素质

在医学审美创造中,医学审美客体吸引着医学审美主体,并调动着医学审美主体的激情、理智和想象,使医学审美主体从中领悟到审美对象的审美价值,能动地迸发出审美创造意识,进而提高其创造性素质。

(4)升华医学审美客体的审美价值

医学审美创造过程,就是医学审美主体本质力量的对象化过程。理想的医学审美客体(患者、病房、设备、器械,甚至医技人员本身等)就是医学审美主体(医技人员及其理想意志、品格、情操、智能、技巧和审美能力等)本质力量对象化的结果。从神话传说到今天的艺术,从古代美容到现代医学美容,人类所创造的所有现实审美客体,都闪耀着审美创造对审美客体价值升华的光辉。

(二)医学审美创造的思维结构

医学审美创造过程中的思维与其他社会实践活动过程中的思维相

---

① 李祝华.审美及美感在美容医学中的系统应用[J].实用美容整形外科杂志,2000,11(05):233-235.

比,具有自身的特点。

1.形象思维与抽象思维的有机结合

在始终不能离开医学生命美感的医学审美创造所需的思维过程中,想象、联想、情感等形象思维因素,总是与概念、判断、推理等抽象思维因素相互渗透,相互作用,推动着医学审美创造过程的进展。在这里,形象思维和抽象思维是有机统一的。例如,医学美容技术人员在各种方法技术操作前的术前设计、术中操作和术后护理的全过程,都在对受术者的容貌、形体特征等进行形象思维,同时又是对操作方案的选择,即运用何种医疗手段才能达到满意的美容效果而进行抽象思维。

2.创造性的灵感思维

灵感思维是一种不同于形象思维和抽象思维的思维形式,没有灵感思维也就没有创造,灵感思维、形象思维、抽象思维在创造活动中相辅相成。医学审美创造中也有灵感思维,其广度、深度、灵敏度都会在医学审美创造中显现出来。在医学审美创造过程中,生动具体的人体形象激发着医学审美主体的灵感思维,拓展着医学审美主体的创造性思维。如果构建了灵感思维,医学审美主体就具有良好的创造性素质。

3.审美情感性思维

医学审美创造,从一定的角度讲,是医学审美主体在对医学审美客体的美的认识、理解和把握之后,在一定的审美情感的激励下,对医学审美客体(如求美者)的一种安慰和同情,对自己的一种自信和严谨等,这是一种审美意义上的情感性思维。这种情感思维是以有情感、有思维、有伦理、有审美意识的人为出发点和归宿的,是审美内容和审美形式的和谐统一体。

(三)医学审美创造的形式与特点

1.医学审美创造的形式

医学审美创造是一个丰富多彩的审美过程,其主要形式如下。

(1)医学审美主体自身的审美创造

医学审美主体必须具有系统的医学、美学、医学美学、美容学的理论知识和娴熟的医疗技术、美容技术以及高尚的情操、聪颖的智慧、超凡的创造才能、良好的职业形象等。达到这个要求的过程,就是医学审美主体自身的审美创造过程,其中包括接受教育和自我修养两种形式。

(2)医学操作过程的审美创造

医学审美创造活动是医学审美主体内在认识活动和外在实践活动的统一体,是医学审美主体在医疗实践活动中,深切感受并理解医学审美客体的各种疾病、缺陷、畸形等特征,加以选择、想象、修复和再塑的过程,其目的是创造一个能够展示客体个性和本质并满足客体审美需求的形象,使存在于主体头脑中的审美意识,通过医学审美创造得到充分显现。这是医学审美创造的核心形式。

(3)医学操作结果的审美创造

医学审美创造是主体依靠自身的综合素质超出一般而非平淡的简单模仿,重塑优美的人体线条和轮廓,使审美客体的生理、心理功能得以维护、修复和再塑,其结果不仅能满足审美客体特殊的精神需求,而且能增强其自信心,影响其审美意识。同时,也是审美主体高尚的人格修养、审美理想、道德情操的展现。

2.医学审美创造的特点

(1)继承与创新

医学实践的经验性成分较大,医学审美创造和医学本身一样,也存在着经验性成分,有着历史的继承性。要进行医学审美创造,不但要继承医学前辈发现的医学规律,还要继承他们运用这些规律的方法和经验。然而,仅有继承是不够的,还要有创新。只有在创新中继承、在继承中创新,医学才能不断创造出美的效果。

(2)创造方法的理性

医学美追求医学客观规律与主观目的的统一。医学审美创造,既要符合人们的审美习惯、审美理想,又不能违背医学规律,使创造对象脱离医学规律支配。所以,医学审美创造的方法是现实的、科学的、理性的,而不像艺术创造那样可自由浪漫地追求自己的风格和理想。尽管在医学审美创造中也离不开创造性灵感,但由于想象和灵感获得的创造方法必须获得理性的支持,才可能是合乎目的的,即符合人类生存健康及参与社会的需要。

（3）创造形式的二重性

医学审美创造主要形式包括医学审美主体自身的审美创造、医学操作过程的审美创造和医学操作结果的审美创造等。这些形式具有二重性，如形象性和抽象性等。所谓形象性，是指医学审美创造可以通过人体、医学环境、医学审美创造主体等创造出具体的美的形象；所谓抽象性，是指可以通过医学理论、医学方法等，呈现出具有抽象形式的理性美。无论是形象性还是抽象性，都是医学规律和美学规律的结晶。

（四）医学审美创造的制约因素

1.主体性制约因素

（1）医学发展水平的制约

医学审美创造要运用有关医学成就，包括理论成果与实践经验。这就是说，医学审美创造受医学成就及对医学成就的认识水平、掌握程度的制约。医学越发展，对医学成就的认识水平和掌握程度越高，医学审美创造也就越得心应手。不存在超越医学发展水平的医学审美创造。

（2）医学实践条件的制约

医学审美创造是一种实践性很强的科学活动，必须要有与医学发展相应的从事医学审美创造实践的客观条件。例如，医学资料、实验场所、医学仪器等。如果客观条件不具备，那么即使认识、掌握了医学规律，也不可能将这些规律运用到医学审美创造实践中去，这就是医学实践条件的制约。

（3）主体的审美能力与艺术修养的制约

医学审美创造已经超出医学本身单纯对"真"的追求，它要求在符合医学规律的基础上，创造出与美学规律相适应的医学美。主体的能力与艺术修养直接影响对医学美的认识、设计和创造，这就要求医学审美创造主体在认识掌握医学规律的同时，不断加强自己的美学修养，提高审美能力和审美创造素质。

（4）审美文化差异的制约

医学审美创造所创造出来的医学美效果，必须得到大多数欣赏者的认可,而大多数欣赏者受审美文化的影响会表现出差异性,即不同的欣赏者不一定认可同一医学美效果,这就增加了医学审美创造的难度。而且,医学审美创造主体也会因审美文化的差异而创造出不同的医学美效果。就是说,医学审美创造受审美文化的双重制约。不过,医学美效果还是有共同标准的,问题的关键在于如何力求使审美文化导致的差异与共同的审美标准相统一。

2.边际性制约因素

医学审美创造体现在医学实践活动的各个环节,涉及诸多关系,即医学审美创造不是孤立进行的,而是有一个复杂的边际环境。边际环境对医学审美创造具有制约性,这种制约性表现在以下3个方面。

(1)健康价值与审美价值的相互制约

医学审美创造过程中无疑应兼顾健康价值和审美价值。只顾健康价值,回避对人体必要的修复和再塑,不能实现审美价值;只对人体进行任意改变,则会损害健康价值。健康价值是审美价值的基础,审美价值是健康价值的升华。当健康价值与审美价值发生冲突时,应把健康价值放在第一位。

(2)审美主体与审美客体的相互制约

由于医学审美过程中的审美主体和审美客体都是人,所以医学审美创造过程是医学审美主体与医学审美客体相互作用的过程。在这里,医学审美客体也以医学审美主体的角色审视着医学审美主体的医学审美创造,一般说来,主体与客体具有目的的一致性,即都是为了美。但是,在实现美的方式、方法、途径和手段方面,在审美尺度标准方面,主客体之间常常出现矛盾。主体认为美的,客体不一定认为美;客体要求的美,主体不一定认为美,或者不一定能满足其要求。这种矛盾,在医学审美创造过程中表现为主体与客体的相互制约。

(3)创造手段与创造目的的相互制约

医学审美创造的目的是医学人体美,其创造的手段主要是医学仪器。创造手段受医学发展水平的制约,创造目的受社会文化的制约,两者均有自身的形成和发展规律,在医学审美创造过程中表现出相互制约性。有的创造手段,并不一定有助于实现创造目的;有的创造目的,并不一定有相应的手段来实现。在实践中,只有当创造目的和创造手段相互适应时,才能创造出真正的美来。在医学审美创造中尤其如此。

二、医学审美评价

(一)医学审美评价的概述

1.医学审美评价的概念

医学审美评价,则是指人们依据一定的审美原则、审美观念、审美程序等,对医学审美对象进行美的价值判断。由于人们所处的社会和地位不同,所受的教育、生长环境与文化背景各异,难免有着评价上的差别。然而,同其他方面的审美评价一样,对医学美的价值判断也有它的客观性、真实性和一致性。

2.医学审美评价的意义

医学审美评价作为人们认识和把握客观世界的方式之一,与美学和医学有着内在的必然联系,在人的生命过程中具有十分重要的地位。医学审美评价包括医学审美鉴赏活动和医学审美判断活动,它是通过观察、感觉、联想、分析等形象思维,来辨别什么是美、什么是丑的心理过程,是在医学审美主体的价值观作用下进行美的价值判断。它作为一种高级的精神生活被纳入人的生活之中,成为人生的一部分,对人们按美的规律塑造自身、塑造他人、塑造美的医学环境,对创造美的人生具有十分重要的意义。

(1)医学审美评价能求真

求真是人生美和医学美的重要内容,医学审美评价作为人类医疗实践的生动表现相对人类认识和改造客观现实而存在,自然离不开人们对真,即医学审美对象的必然规律的认识和判断,失去了真,也就不可能显现出医学美。法国艺术家罗丹认为"美只有一种,即显示真实的美",就是说,美以真为前提,美包含着真,没有真就没有美。但是"真"本身不能成为审美评价对象,客观规律只是人类理性认识的对象,它不能使人在对它的抽象形式的认识中获得愉悦。而"美"却是人们欣赏的对象,它所具有的那种生动形象和独创形式,是对人自身的本质属性和本质力量的肯定,从而给人们带来审美评价的愉悦。参与创造"美"的医学实践活动就更是如此。

(2)医学审美评价能怡情

人的情感可以分为两种:一种是满足生理需要的低级情感;第二种是满足精神需要的高级情感。如对人体美、医学美的欣赏和评价,可以给人带来精神上的享受,而不仅是生理上的快感。如医技人员热情可亲的服务态度、整洁干净的病房、表现宁静的墙壁色彩、柔和的光线,这一切给患者心理带来一种舒适轻松的感觉,在这种环境中接受治疗无疑能加快身体的康复。当患者长期为之苦恼的身体或生理缺陷得到矫正后,愉悦的心情更是油然而生,对自己充满自信,对人生充满憧憬,从而激发生活热情,点燃理想之火。

3.医学审美评价的作用

医学审美评价的主要作用有以下4个方面。

(1)增进人体的健美

医学审美评价活动对人体健美的促进作用有一定的心理学和生理学根据。首先,通过美的欣赏和评价活动能促进身体功能的协调,调剂人们的精神,增进人们的愉快情感,从而使血液中分泌出有益于健康的化学物质。精神上陶醉于美的享受之中,能使肌肉松弛,疲劳得到消除,精神得到鼓舞,大脑得以休息。其次,通过医学审美评价活动,提高鉴赏医学美、人体美的能力,能促进人们对于健美的自觉认识,不断提高身体素质。一个人只有身心健康、精神充实,才会在体魄、行为以至心灵等各方面都展现出美。

(2)规范医学技术工作者的行为

在医疗实践中,医学技术工作者的行为以及所创造的事物是否符合医学美的规律,医学审美评价将对此作出结论,肯定和发扬美的东西,否定和舍弃丑的东西。肯定和否定的过程,就是行为规范的形成过程。审美评价的不断进行,必然导致行为规范的不断完善,这就是医学审美评价对道德行为的引导作用。在另一方面,不同的审美主体对同一审美对象具有不同的审美评价,不同的审美评价之间相互作用、相互影响,使得各个审美主体不得不反思自己的审美评价,反思的结果是肯定与否定部分评价并得出新的审美评价,新的审美评价导致新的审美行为,这就是审美评价对医学技术工作者行为的引导作用。

(3)改善医患关系

通过患者对医学技术工作者在工作作风、服务态度、服务质量、服务效果及仪表等体现外在美和心灵美的各方面的审美评价,促使医学技术工作者加强医学审美修养,关心和爱护自己的工作对象,提高工作效率,改进工作态度,提升工作质量,增强患者对医学技术工作者的信任度。患者也在审美评价过程中了解医学技术工作者的工作性质、工作职责及其工作的艰辛程度,从而对医务工作予以理解、配合和支持。医学技术工作者按照美的规律对患者在身体、心灵、言行等方面进行美的评价和美的塑造,使患者在体魄上恢复健美,变忧郁为欢快,变悲伤为乐观,使冷却的心重新得到温暖,使扭曲变形的肢体重新得到矫正、功能得到恢复,从而发自内心地感激医学技术工作者为之所作出的努力。

(4)促进医学科学技术的发展

随着科学技术的迅猛发展,特别是现代医学模式的转变,人们的思维方式和行为方式发生了重大变化,医学高新技术如激光、高分子技术等在临床上广泛应用,不仅解决了许多医学难题,更丰富了医学审美内容,增进了医学审美评价的作用。医学审美评价的不断进行,也大大推动了医学科学技术的发展,因为医学科学技术发展规律与美的规律存在着一致性。通过医学审美评价可以增强医学技术工作者的医学审美能力,进而增强对医学科学技术发展规律的认识。

(二)医学审美评价的标准

医学审美评价活动,是通过个体的直接感受和情感反应来实现的,不可避免地有个人爱好的主观倾向性。然而,医学美的欣赏活动需要对审美对象的美做出一种评价和判断,要求社会和医学界的普遍认可。纵观人类医学审美实践,人们总是自觉或不自觉地运用某种相对固定的尺度去衡量医学审美对象。所谓医学审美评价标准,就是指这种尺度,它既是鉴别美丑的标准,也是考察医学对象审美价值高低的尺码。医学审美评价标准来源于人类的医学审美实践,是人们自觉或不自觉地总结医学审美经验的积极成果。所以,它既具有主观性和相对性,又具有客观性和绝对性。

1.医学审美评价标准的主观性和相对性

医学审美评价标准,是经过医学经验上升到审美理想而凝聚出来的,是社会意识的组成部分。它是人们在医疗卫生实践中对客观对象反映的产物,因而具有主观性和相对性。不同时代和社会的个人、阶级、民族,都按照各自的趣味和审美理想来进行医学审美评价,体现着各自的主观标准,它们歧异纷繁,似乎漫无所归。但是,在这些主观评价中,有的符合事物的客观审美价值,有的与事物的客观价值相违背,因而有的具有普遍有效性,有的不具有普遍有效性。这一点恰恰是不以个人或某个阶段的主观意志为转移的。医学审美评价标准与一定历史时期的医学实践和审美实践紧密联系。社会历史条件改变、时代审美思想改变、审美发展水平不同,医学审美的标准或迟或早也会发生相应的变化。例如南唐起始的在封建社会流行了1000多年的女子以缠足为美的风尚,终究被人们认识到其残害妇女的身心健康,此种陋习妨碍人类本质力量的发挥和提升,不得不被历史所废弃。可见医学审美评价标准始终是各个时代或时期、社会实践和审美实践的客观反映,它从来都是具有历史相对性的,是具体的、发展变化的。那种抽象的、超历史的、绝对不变的医学审美评价标准,是不存在的。

2.医学审美评价标准的客观性和绝对性

医学审美评价标准的客观性,归根结底是由医学美的价值的客观性决定的。不但医学美和美的事物是客观存在的,而且主体和审美对象的关系也是在历史上客观形成的,因而医学审美价值总是客观的。尽管在医学美的欣赏和判断之中,审美主体的能动作用显得十分突出,但是在审美主体千差万别的主观感受之中,还是会这样那样地反映着对象的客观审美价值,反映着主体与对象的客观关系。这也就是说,总要包含着不依赖人的主观意识而客观存在的医学审美内容。正如医学美本身是随着社会实践的历史发展而不断更新和创造着那样,客观医学审美评价标准也不是凝固的、一成不变的尺度,它同样是历史的、具体的尺度。这正如医学美在变化发展的相对性中具有绝对性一样,在具体的、相对的医学审美评价标准中也具有绝对性的内涵,既不能夸大医学审美评价标准的主观性和相对性而忽视其客观性和绝对性,又不能片面强调医学审美评价标准的客观性、绝对性而否认其主观性和相对性。这两者都是不利于正确理解和阐明医学审美评价标准特质的。在医学审美欣赏和医学审美评价中,医学美的观念起着重要的作用。人在多次反复的医学美感实践中,逐渐形成有关医学美标准的一定看法,这就是医学美的观念。医学美的观念一经形成,就会指导和帮助人们对某物做出美与不美的评价。这种医学美的观念既具有个性差异,又具有共同性,实质上可以说就是医学审美评价的一种标准,只不过这种审美评价标准是不易察觉而又内在固有的,它包含着个别与共同的医学美观念的统一。在历史的长河中,医学美的观念是不断演变的。但是,在某一时代、某一历史时期,医学美的观念和医学审美评价的标准又具有相对的稳定性。我们认为,虽然医学美的观念在演变,但还是存在客观审美评价标准,这个标准是相对性和绝对性的统一、是客观性和主观性的统一,它们统一于医疗实践之中。在实践的基础上,人们关于医学美的观念与客观事物的美会逐渐吻合起来,于是产生了关于医学美的真理性的认识。正如实践是检验真理的唯一标准一样,实践也是检验医学审美评价正确性的唯一标准。

3.医学审美评价标准的基本内容

医学审美评价活动是一种医学审美主体对客体的反映过程,因此,从医学审美客体与医学审美主体的相互感应与现实、客观事物的关系来看,可将医学审美评价标准的内容概括为真、善、美3个方面:真,是否真实地反映客观;善,所反映的思想倾向性是否符合当今社会的人的需要;美,其形式是否符合医学审美自身的规律。真、善、美的标准不仅是医学美的审美评价标准,同样也是一切医学审美对象如医学人体美、医学环境美、医学创造美的审美评价标准。

(三)医学审美评价的实施

在医学审美的评价中,主体是审美者和评价者,客体是被评价的对象。医学审美主体的欣赏能力和评价能力,在医学审美评价活动中至关重要。首先,尽管有客观存在的美,但医学审美评价主体没有欣赏能力就产生不了美感。其次,医学审美评价主体的主观能动性在医学审美评价中具有特别突出的作用。医学审美主体对于医学审美客体的评价不是单纯、机械、消极、被动的,而是一种综合、能动、积极、主动的心理活动,往往结合自己以往的经验、情感、表象,进行发现和补充、想象和理解,构成自己独特的医学审美评价。构成医学审美评价主体的条件很多,但主要的是健全的审美评价感觉器官和必要的医学审美修养。

1.健全的审美感觉器官

审美评价感觉器官包括视觉、听觉、触觉等知觉器官。这些器官都能敏锐地感受医学美,其中以能欣赏形式美的眼睛最为重要。有了健全的审美评价器官,还要有对于医学审美对象的敏锐鉴别判断能力,这种能力只能在后天的医学社会实践中,在直接的、间接的经验积累中获得。

2.正确的医学审美观

正确的医学审美观是医学审美评价的灵魂。正确的医学审美观应包括"健康"与"美"的统一、局部与整体的统一、人与其自身机体环境的统一、人与社会和环境的统一、人的躯体与心理的统一等观点。

3.必要的医学审美修养

医学审美修养,从实质上来说,是个体医学审美心理结构的自我塑造和自我完善,它表现在:医学审美需要、医学审美态度的形成,医学审美评价能力的提高,医学审美评价观念、趣味、理想的确立,医学审美评价境界的呈现。可以认为,医学审美修养是由多种因素组合而成的系统结构,其构成因素是多方面的,主要有2点。首先,必须以一定的医学知识和美学知识为基础。如果缺乏一般的医学和美学知识,就不能有较好的医学审美评价能力,就谈不上什么医学审美评价活动。其次,一定的思想水平和医学实践经验也是医学审美评价修养的基础和条件,思想认识水平的高低、医学实践经验是否丰富,在很大程度上影响着医学审美评价修养。认识能力越强,医学实践经验越丰富,联想、领悟、感受、分析就越深刻强烈,评价就越正确。

第三章 面部美容项目简述

第一节 面部基础护理技术

一、卸妆技术

化妆是人们日常生活、工作所需要的,是对自己、对生活、对工作、对别人的尊重,就像穿衣服一样,成为人们的一种生活习惯。如此也让面部皮肤不仅要经受风吹日晒以及灰尘和各种微生物的侵袭,还要承受彩妆产品的附着,如果经常卸妆不彻底,会使皮肤不堪重荷,皮肤问题层出不穷。所以,坚持科学卸除彩妆、保持皮肤清洁是护理好皮肤的前提,也是我们每天必做的功课。[①]

(一)卸妆的目的

1. 彻底清除附着在面部皮肤上的彩妆(粉底、眼影、画眉和唇膏)

这些彩妆用品多为粉、油混合体,附着牢固,不易清洁干净,必须用专门的卸妆产品,才能彻底清除。

2. 为后续护理做好准备

不论是皮肤分析,还是按摩、导入护理等,都需要皮肤呈裸露状态,而化妆后就像为皮肤穿上了衣服,会影响美容师对皮肤类型的判断,影响护理效果,如果经常卸妆不彻底就进行面部护理,还会对皮肤造成伤害。

(二)卸妆用品

1. 卸妆油(乳)或卸妆液

卸妆油:呈油状,卸妆效果好,但是感觉油腻,不适合油性皮肤。

---

① 汤明川. 美容指导 面部护理[M]. 上海:上海交通大学出版社,2009.

卸妆液：油性液体，卸妆效果不错，油腻感较弱，使用比较广泛。

卸妆乳液：呈乳液状，多为油包水型，比较适合油性皮肤。

2.卸妆棉片、棉签

卸妆棉片、棉签是用来蘸取和承载卸妆产品的。

(三)卸妆操作流程及操作要领

在操作过程中要牢记操作流程，掌握操作要领，见表3-1。

表3-1　卸妆操作流程及操作要领

操作流程	操作要领	备注
湿敷眼部	①取蘸有卸妆油的棉片敷于眼部 ②双手食指、中指、无名指轻压棉片，让棉片与眼部皮肤贴服，保证卸妆液能够充分溶解彩妆	卸妆液不宜太多，以免流入眼睛
卸除睫毛膏、眼线	①将湿敷后的棉片对折放在下眼睑、睫毛下，闭上眼睛 ②左手固定棉片，右手拿蘸有卸妆液的棉签从睫毛根部往梢部滚动擦拭 ③换新棉签从内向外擦拭上眼线部位，若画有下眼线，睁眼并向上看，用同样方式进行擦拭。 ④将放在下眼睑的棉片向上对叠包住睫毛，左手提外眼角，右手将棉片从内眼角擦拭到外眼角(此时着力点在睫毛部位)，不得来回擦拭	①动作轻柔，避免暴力 ②卸妆彻底，不要残留 ③注意保护眼睛 ④先左后右
卸除眼影、眉毛	①重新拿两张蘸有眼部卸妆液的棉片 ②从内向外擦拭上眼睑眼影 ③擦拭眉毛，要来回擦拭	①眉毛卸妆要彻底 ②先左后右
卸除唇膏	①拿一张蘸有唇部卸妆液的棉片，敷在唇部，在湿敷过程中手指轻压棉片，让卸妆液充分溶解唇膏 ②左手指固定左嘴角，右手用棉片从左向右擦拭嘴唇 ③左手指固定左嘴角，右手用棉片依唇部纹路擦拭	①卸妆液不宜太多 ②避免过度拉扯唇部
卸除粉底	①手持两张蘸有卸妆液的棉片，从额头开始由内向外擦拭面部皮肤，擦拭完一边再擦拭另一边 ②额头分成三线：印堂—太阳、额丘—颞部发迹、额丘上缘—额角 ③鼻梁、鼻翼过人中，经颧骨到耳根 ④面颊三线：嘴角—耳中、下巴—耳垂，颌下一耳垂后 ⑤颈部三线：由内向外擦拭 ⑥擦拭动作沉稳、连贯，棉片要与皮肤贴服，每条线间尽可能重叠，不要留空隙	①用食指、小指夹紧棉片，避免滑落 ②擦拭干净，不要遗留粉底

二、面部清洁技术

面部清洁是继卸妆之后的清洁皮肤过程。面部皮肤自身分泌的油脂、汗液、脱落的角质细胞(死皮)以及空气中的漂浮物、细菌等会儿吸附在皮肤表面,影响皮肤细胞的代谢、堵塞毛孔,从而影响皮肤正常的生理功能,导致皮肤晦暗、无光泽,甚至会引发皮肤过敏、发炎、痤疮及斑疹等皮肤问题。因此,面部皮肤的清洁是非常关键和重要的。

(一)面部清洁目的

(1)彻底清除皮肤表面的附着污垢、不易正常脱落的角质细胞(死皮)和皮肤分泌物(皮脂和汗水)。

(2)疏通毛孔,有利于皮脂排出。

(3)有益于皮肤分析和判断。

(4)有利于有效成分的吸收,为后续的皮肤护理做准备。

(二)面部清洁用品

1.基础用品

洗脸盆洗面巾、温水、毛巾等。

2.清洁产品

洗面奶(霜)、收缩水、面霜。

(三)面部清洁操作流程及操作要领

面部清洁操作流程包括洁面,洗面巾擦拭、爽肤、修眉3个环节。

1.洁面(清洁面部)

(1)洁面操作时间

洁面时间不宜过长,一般在2~3min。

(2)洁面操作流程及操作要领

见下表3-2。

表3-2　洁面操作流程及操作要领

操作流程	操作要领	备注
湿巾擦拭面部	①用湿巾将面部擦拭一遍 ②擦拭顺序:额头—鼻梁(鼻侧)—面颊—下颌—颈部—上胸部	湿巾不宜过湿

续表

操作流程	操作要领	备注
五点分布法	①取适量的洗面奶,用右手美容指将洗面奶均匀点涂于额头、脸颊、鼻子、下巴 ②五点分布均匀,动作要干脆利落	五点分布时,量要一次到位,尽量不多次添加
展开洗面奶	①双手手掌交替拉抹下颌 ②双手四指向下打圈,圈揉面颊 ③双手美容指揉洗鼻翼和鼻沟 ④双手手心拱起在眼周向外打圈 ⑤双手掌交替横抹额部	①抹开动作要服帖、轻柔,基本不用施力 ②避开嘴、鼻孔、眼 ③泡沫型洗面奶在手上打泡后,直接在脸上展开
揉洗额头	①双手美容指在额头向下打小圈揉洗 ②从一边到中间,再到另一边,再到中间,重复3遍	注意指腹在皮肤上滑动,避免跳跃或过度施力
清洗眼周	双手手心拱起从内向外在眼周打圈	①时间不宜过长 ②注意不要将洗面奶弄到睫毛上
揉洗鼻部	①双手美容指在鼻翼、鼻沟向下打圈揉洗 ②上下拉推鼻侧(上不超过眉毛,下不低于鼻翼)	①手法服帖,力度轻 ②避免压挤鼻翼
推洗嘴周	①双手沿鼻沟向下推至下巴 ②双手拇指上下推洗嘴周	注意不要将洗面奶弄入嘴里
揉洗面颊	双手四指在面颊部向下打圈揉洗	注意根据面颊大小,调整揉洗范围
抹洗下颌、颈部	双手交替拉抹下颌部、颈部	
抹洗上胸部	①双手交替拉抹上胸部 ②上胸部分近、远两层拉抹,远层拉抹后包肩至颈侧,向下打圈揉洗3遍	注意做到无死角
揉洗耳朵	①双手拇指、食指、中指揉洗耳朵 ②动作幅度可以略微加大	不要过度牵拉,避免将洗面奶弄进耳道

2.洗面巾擦拭

(1)洗面巾的使用方法

选择方形面巾,约15cm×15cm大小,包住三指,用小指和拇指固定。

(2)洗面巾擦拭操作流程及操作要领

擦拭眼部:①从内眼角擦到外眼角拉至发际处。②动作沉稳,面巾纸贴紧皮肤。③施力均匀,顺应眼部结构特点。

擦拭额部:①面巾纸要贴紧皮肤。②沿眉毛—发际,额中—发际,额上—发际3线,从中间向两边擦拭。③每条线在擦拭时要重叠,不留空隙。

擦拭鼻部：①从上至下擦拭鼻梁。②从上向下擦拭鼻侧、鼻翼（先左后右）。③面巾纸要贴紧皮肤。④擦至鼻翼沟时中指略施力擦拭，避免残留。

擦拭面颊：①过人中分3线擦拭：鼻侧—太阳穴（经眼睛下方），鼻翼—耳中，嘴角—耳垂。②面巾纸要贴紧皮肤。③擦拭时每线要重叠，不留空隙。

擦拭下巴：①擦拭：下巴至耳垂前、下颌至耳垂后。②面巾纸贴紧皮肤。③擦拭要服帖，唇下死角位要擦拭干净。

擦拭颈、胸前：①颈部从上向下擦拭：正中线、右侧1线和2线、左侧1线和2线。②前胸从内向外擦拭：胸锁关节—肩峰、胸骨柄—肩关节、胸骨上端—腋前线。③包肩、包颈至风池。

擦拭耳朵：①用面巾包住耳郭，拇指、食指从上向下擦拭耳轮、耳背。②用面巾包住中指或食指擦拭耳窝。

要注意：①洗脸盆的水不宜过满，水温以30~40°为宜。②面巾纸蘸湿后要重叠印干，避免滴水和甩动。③避免将水流入眼睛、鼻子、嘴巴和耳朵里。④在擦拭过程中力度要轻，不能用力拉扯皮肤。⑤擦拭方向要根据肌肤纹理方向单向擦拭。⑥面部擦拭要彻底，不能有洗面奶残留。⑦每次擦拭后要清洗面巾。⑧保持洗面盆里的水清澈（勤换水）。

3.爽肤、修眉

皮肤清洁后，皮肤表面在洗面奶的影响下，pH值会有所增加，皮肤很容易呈现紧绷的现象，爽肤不仅缓解了紧绷现象，而且能调节皮肤表面的pH值，使其恢复弱酸性状态。此时，皮肤柔软、清爽，视野清晰，修眉恰到好处。

（1）用品工具

爽肤水、修眉刀、修眉剪、眉钳、棉片，最好有支修复霜。

（2）爽肤、修眉操作流程及操作要领

面部、颈部爽肤：①将蘸有爽肤水的棉片从上向下擦拭面部和颈部：额头—鼻部—颧骨—脸颊—下颌—颈部。②以指弹的方式弹拍皮肤至吸收。注意:①拍时避免实拍;②不要忽略鼻部和上下唇部。

修眉:①分别用眉钳、眉剪、修眉刀对眉毛进行(拔、刮、剪)修理。②用眉钳修理眉形,将影响眉形的眉毛顺眉毛生长方向一根根拔出,手法要稳、准、快。③修眉刀与皮肤呈45°角,轻轻刮拭,将眉毛周边的杂毛清除。④眉剪竖起,剪去过长的眉毛。⑤眉毛粗重,者,修好后可涂修复霜舒缓皮肤。注意:①拔眉毛时尽量减轻疼痛。②刮眉时要绷紧皮肤,避免刮伤。③要在顾客眉形的基础上进行修理。

(四)护肤三部曲

护肤三部曲是人们依据皮肤日常养护的需要总结出来的护理步骤,包括洁肤、爽肤、润肤(+ 防护)3个环节。

1.洁肤

(1)洁肤的要求

洁肤不是简单的洗脸,如果化了妆,一定要用专门的卸妆产品卸妆,这样才可以彻底清除彩妆中的粉脂。洁面时洗面奶的选择非常重要,要根据个人的皮肤特点选择,一般中、干性皮肤选择比较柔和的洗面奶,而油性皮肤则需要相应(去污力强)的洗面奶。洗面奶不宜过多,每次约2mL,每次洁肤的时间不宜过长,一般1~2min即可。每天洁肤2次(早晚),对于过于油腻的皮肤中午可以加1次,切记不可频繁用洗面奶洗脸,而且每次用洗面奶洁肤后,一定要用清水清洗干净,不可将洗面奶残留在皮肤上。

(2)洁肤的标准

怎么才知道皮肤清洁干净了呢? 首先,观察皮肤通透性,如看起来是否白皙,这些都可以成为洁肤的标准;其次,用手背触摸皮肤,感觉不黏、不腻说明清洁干净了。

2.爽肤

洁肤后皮肤呈裸露状态,对水分和一些小分子物质具有较强的吸收力,同时洁肤后皮肤会有一定的紧绷感,此时不能等着皮肤自身保护(皮脂膜形成),而要及时采取措施。爽肤是一个很好的方法,不仅为皮肤补充了水分,及时缓解了紧绷感,而且还具有一定的调节皮肤酸碱度的作用。

(1)爽肤要求

爽肤时爽肤水不宜过多,整个面部每次用约2mL,使用时通过按、弹、拍的方式使其完全被吸收。

(2)爽肤的标准

感觉无紧绷感;触摸柔软、滋润;看起来肤色均匀。

3.润肤(＋防护)

润肤就像给皮肤穿上衣服一样,为皮肤营造一个舒适的环境。

润肤可以减少水分蒸发,保持皮肤的含水量,使皮肤滋润、柔滑;润肤膏可以在皮肤表面形成一层膜,保护皮肤不受风寒暑湿的侵袭;润肤+防护还可以阻隔紫外线、辐射等外界环境对皮肤的伤害。

(1)润肤要求

爽肤水完全吸收后,应即刻使用润肤霜(膏),不宜等过长时间。另外,可以根据不同的时间段重叠使用护肤品。例如:早晨洁肤、爽肤后,使用日霜＋隔离霜＋防晒霜;中午不用清洁或用清水清洁后,使用爽肤水＋隔离霜＋防晒霜;晚上洁肤、爽肤后,使用精华原液＋晚霜＋面膜。

(2)润肤的标准

润肤后皮肤滋润、光洁、自然;保持正常含水量达2～3h;保持对外界(紫外线)防护达3～4h。

三、美容仪器在面部护理中的应用

在皮肤护理过程中我们往往借助美容仪器来达到改善皮肤状态、促进产品吸收的目的。关于美容仪器的工作原理我们将在课程"美容仪器"中讲授,这里我们仅仅介绍2种促进皮肤吸收功能的常规仪器操作。

(一)离子喷雾仪应用

离子喷雾仪又叫奥桑喷雾仪,是由蒸汽发生器和臭氧灯构成的。蒸汽发生器中的电器元件将玻璃烧杯内的离子水烧开沸腾,产生的蒸汽从导管口喷出,呈雾状,而臭氧灯一般设置在导管口,气体通过时将其产生的臭氧带出,具有破坏微生物中的核酸、蛋白质的作用。有的离子喷雾仪专门设置了制冷器,喷出的雾状气体温度低于体温,所以实践工作中离子喷雾仪有热喷和冷喷2种,往往要根据顾客的皮肤状态以及季节来选择使用。

1.离子喷雾仪的美容作用

皮肤护理过程中离子喷雾仪的主要作用有以下5个方面。

（1）补充皮肤水分

雾状气体喷洒在皮肤上后,随着温度的降低又成为水,增加了皮肤的含水量,保证了皮肤对水和微量元素的需求。

（2）软化表皮组织

表皮角质层细胞具有吸收水分的能力,吸足水分的角质层会变得柔软。

（3）扩张或收缩毛孔

热喷仪可以使毛囊口扩张,有利于毛囊分泌物的排泄;而冷喷仪则可以使毛囊口收缩,对油性皮肤粗大的毛囊口具有收缩效应,还可以降低皮肤的敏感度。

（4）扩张或收缩毛细血管

热喷仪可以使毛细血管扩张,皮肤温度增高,血液循环加快,皮肤的物质代谢率增加;冷喷仪则可以使毛细血管收缩,皮肤温度降低,皮肤的敏感度随之降低。

（5）抑菌消炎

打开奥桑灯,释放出的臭氧通过蒸汽达到皮肤,具有抑菌和减轻炎症的作用。

2.离子喷雾仪的冷、热作用差别和适用范围

（1）热喷仪

适用于任何皮肤。有以下作用:①补充皮肤水分,软化角质层细胞。②促进血液循环,扩张毛孔,提高皮肤的吸收能力。③调节油脂分泌,利于皮脂排泄。④抑制细菌繁殖。

（2）冷喷仪

适用范围:①皮肤治疗后使用。②极油性皮肤。③敏感皮肤、过敏皮肤。④痤疮皮肤(炎症)清创后。有以下作用:①收缩毛孔。②镇静皮肤,降低皮肤的敏感度。③减少皮脂的分泌与排泄。④抑制细菌繁殖。

3.离子喷雾仪的应用时间与距离

皮肤性质不同,离子喷雾仪使用的时间、喷口与面部的距离是有所不同的。一般情况下各类皮肤的喷雾时间是10min左右,最长不能超过15min,见表3-3。

表3-3　离子喷雾仪应用时间和距离

皮肤性质	应用时间	应用距离
中性皮肤	3～5m	25～30cm
油性皮肤	5～8m＋奥桑	20～25cm
痤疮皮肤	8～10m＋奥桑	20～25cm
干性皮肤	3m	30～35cm
敏感皮肤	3m	35cm
色斑皮肤	5-8m	30～35cm
毛细血管扩张皮肤	3～5m	35cm

4.离子喷雾仪应用操作流程

(1)离子喷雾仪的构造

离子喷雾仪由主机、支架以及工作面板构成。

主机:包括蒸气发生器(发热棒)、水杯(玻璃杯或硬塑料杯或不锈钢杯)、蒸汽导管,包含喷气口、奥桑灯(位于导管末端,喷气口附近)、电源线及电源插头。

支架:调节仪器高低。

工作面板:包含电源开关、奥桑灯开关。

(2)离子喷雾仪操作流程及操作要求

1)清洗水杯。操作要求:冲洗水杯,用干棉球吸干水分,再用75%的酒精棉球擦拭消毒。

2)注入纯净水或矿泉水,之后把水杯固定在仪器上。操作要求:①检查水杯是否固定牢固,胶圈是否严密。②水位在水位线下一横指,不能超过水位线;水位也不能低于蒸汽发生器。

3)检查仪器状态。操作要求:①打开电源开关。②观察喷气是否正常:水沸腾后气体即刻喷出;喷出的气柱长约40cm(不能太短)。③奥桑灯是否可以开启。④检查完成后,关闭电源,呈待客状态。

4)再次打开电源开关。操作要求:皮肤清洁快结束时打开电源开关。

5)在顾客眼部盖上湿棉片。操作要求:避免棉片过干或过湿。

6)开始喷雾。操作要求:①喷嘴喷气稳定后,将其移到顾客头部斜上方。②喷出的气柱从上向下与顾客面部呈45°角。③注意调节距离,气柱避开呼吸道。

7)清理粉刺。操作要求:喷雾结束后开始清理粉刺(或在蒸汽的同时清理粉刺)。

8)移开仪器,关闭电源。操作要求:注意要先移开喷头,再关闭电源。防止有热水从喷口滴漏。

9)整理、维护仪器。操作要求:①等水冷却后,把水杯中的水倒掉,擦干备用。②拔掉电源线,把仪器放回原位。

5.离子喷雾仪应用操作注意事项

(1)清洗盛水杯、注入纯净水,固定水杯、检查仪器状态、接通电源,打开开关,仪器预热,这几个步骤应在操作前准备时做好。

(2)蒸汽未被喷出前喷头勿对准顾客,蒸汽喷出后要稳定1min左右,确定没有水喷出时方可将喷头移向顾客。

(3)盛水杯必须每天清洗,在注入纯净水过程中要注意上下警戒线。

(4)在水杯沸腾后或在操作期间禁止加入大量冷水,避免水杯破裂和喷嘴滴水。

(5)正常皮肤、色斑性皮肤不能打开奥桑灯,避免诱发或加重色素沉着。

(6)奥桑灯使用时间不宜超过5min。

(二)超声波美容仪应用

超声波是指振动频率在20000Hz以上的声波。超声波美容仪则是利用超声波,作用于人体皮肤,达到活化组织细胞、促进产品吸收目的的美容仪器。

超声波美容仪的声波晶体薄片准确而迅速地压缩与伸展,产生机械性震动(声波),形成疏密交替的波形。超声波美容仪输出的波形有2种或以上,美容常用的波形是连续波和脉冲波。连续波的输出强度始终不变,波形均匀,热效应明显;脉冲波持续时间短,呈间断性输出,热效应减弱。美容师可以根据顾客的皮肤特点选择不同的波形。

1. 超声波美容仪的美容作用

其美容作用主要表现在以下3个方面:①促进表皮和真皮细胞更新(新陈代谢),促进细胞修复,具有很好的抗皱效果。②促进皮肤吸收功能,增加美容产品吸收率。③促进局部微循环,增加局部组织细胞的含氧量,使皮肤光泽、红润。

2. 超声波美容仪应用

(1)超声波美容仪的构造

超声波主机:主要是声波发射器(晶体薄片)。

操作面板:包括电源、开关键(ON、OFF)、波形选择键(持续波、脉冲波)、极头选择键(左键、右键)、操作时间选择键(递增、递减)、输出频率选择键(数字显示1、2、3……)或亮灯显示(绿灯—黄灯—红灯)。

操作极头:金属电极2个(大、小)。大头适合于脸部,小头适合于眼周和鼻部。

(2)输出剂量和时间

输出剂量:从小剂量开始,逐渐增加剂量。最大不能超过数字显示5(亮灯显示黄灯)。

操作时间:5~10min,最长不能超过15min。

(3)介质

超声波在介质中传递效果最佳,所以超声波美容仪应用于皮肤时要加介质,介质有以下2个特点:①由于超声波穿透性较强,对介质性状没有严格要求。无论是水溶性、油性的介质还是膏霜,都不会影响超声波的功能,反而还能促进介质的吸收。②营养成分含量高,分子量小,多为精华液、原液及营养膏霜。

(4)超声波美容仪操作流程及操作要求

1)接通电源,检查仪器状态。操作要求:①检查极头等配件是否齐全,并插上极头。②打开电源,检查面板显示灯、极头工作状态:在极头上滴适量清水,再上调输出剂量,水出现跳动为正常。③检查后关闭电源。④75%的酒精棉球消毒极头。

2)将介质涂敷在皮肤上。操作要求:选择适合皮肤的介质,皮肤必须是清洁状态。

3)打开开关。

4)调时间。操作要求:一般为5～10min,不能超过15min。

5)调波形。操作要求:①持续波:声波强,适合任何皮肤。包括眼周。②脉冲波:波形弱,适合痤疮、敏感性皮肤。

6)涂敷介质。操作要求:将介质均匀涂敷在皮肤上

7)调输出剂量。操作要求:①把极头放在皮肤上(额头或面颊)再上调输出剂量,不能空烧极头。②敏感性皮肤:数字显示2;亮灯显示绿灯2格。③正常皮肤:数字显示3～5;亮灯显示绿灯3～4格或黄灯1～2格。

8)超声波导入。操作要求:①美容师手持极头以打圈的形式打开介质,再分层打圈操作:下巴—耳垂后、嘴角—耳垂前、鼻翼—耳中、眶下内侧—太阳穴、眉头—颞部发迹、额头中间—鬓角发迹(先左后右)。②打圈时要揉、贴、慢、从下向上、由内到外操作,外眼角(鱼尾纹处)可以上下加强滑动。③操作过程中可以添加介质。④从始至终极头不能离开皮肤,如果需要离开,要先关电源开关。

9)关电源。

10)处理没有吸收的介质。操作要求:双手用揉圈、轻拍的手法将脸上的精华素按摩至被全部吸收。

11)操作后仪器处理。操作要求:①用纸巾擦拭极头,不能用水洗极头。②再用75%的酒精擦拭极头。③擦干双手,拔掉电源线。④收拾仪器,放回原处。

3.超声波美容仪应用注意事项

(1)禁止将极头放置在眼睛上。

（2）孕妇、患有心脏病或装有心脏起搏器的患者禁止使用。

（3）避免长时间、大输出剂量使用超声波,以免出现"空泡"反应。

（4）开机后避免空烧极头。

四、面部按摩技术

面部按摩是通过美容师的双手在顾客头面部依照肌肤生理特点进行专业的、柔和的机械运动,产生适度物理刺激,引发皮肤一系列生理变化的美容护理方法。面部按摩是一种安全、舒适、有效的美容和抗衰老手段。

（一）面部按摩的美容作用

（1）促进血液循环,增加氧气和养分的供给,使皮肤红润光泽。

（2）改善新陈代谢,增强细胞再生能力,同时去除毛囊口的角质细胞（死皮）。

（3）增强皮肤弹性,预防细小皱纹的产生,延缓衰老。

（4）疏通经络、行气活血,调节神经紧张度,使面部肌肉放松,消除肌肉僵硬状态,预防真性皱纹的形成。

（5）消除黑眼圈和眼部的水肿,增加眼部神采,并排除皮下多余的水分,使面部轮廓紧致、优美。

（二）面部按摩基本原则和要求

基本原则:①按摩顺序为从下至上。②从里到外按摩,即从中间到两边。③按摩方向要与肌纤维走向一致,与皮肤皱纹方向垂直。④按摩时应尽量减少对皮肤的牵拉,同时要有抗地心引力的意识。

基本要求:①按摩要求连贯、准确,避免中途停止,避免双手同时离开皮肤。②要根据面部不同部位的骨骼结构、肌肉状态、组织特点随时改变手形和施力大小。③按摩速度要慢;按摩施力要先轻后重,逐渐加大力度,使按摩施力有渗透性。④根据不同皮肤,选用不同的按摩介质,同时要根据不同皮肤合理掌握按摩时间,一般为15～20min。

（三）面部按摩操作禁忌

（1）极度敏感的皮肤或正在过敏的皮肤不能按摩。

（2）严重毛细血管扩张皮肤不能按摩。

（3）急性炎症、外伤、严重痤疮皮肤不能按摩。

（4）有皮肤传染病，如扁平疣、黄水疮等应慎重按摩。

（5）处于严重哮喘病发作期间不能按摩。

（6）下颌关节肿胀、腮腺肿胀者不能按摩。

（7）有出血倾向者不能按摩。

（四）面部按摩手法操作流程及操作要领

优质的面部按摩由4部分组成，即面部按摩手法、颈部按摩手法、头部按摩手法和上肢部按摩手法。

1.面部按摩手法操作流程及操作要领

展开按摩膏：①取适量按摩膏，用中指将其5点分布在下巴、两侧面颊、鼻尖、额头。②双手掌交替拉抹下颌。③双手四指指腹在面颊部向上打圈滑揉。④双手美容指在鼻翼打小圈滑揉。⑤双手呈空掌在眼周向下打圈，经过下眼眶时施力滑至太阳穴提按。⑥双手掌横掌拉抹额头。

全脸安抚提升：①双手掌交替提拉一侧下颌至耳垂，3遍。②双手掌交替提拉面颊至耳前，3遍。③一手呈剪刀手交替提拉眼周至太阳，3遍。④换手做另一边，动作同①②③。⑤双手竖掌向上交替拉抹额头，从右侧太阳至左侧太阳，再到额中间。

点按穴位：①双手美容指点按印堂、印堂上1寸处、神庭，每穴3遍，之后双手三指向上交替拉抹、安抚点穴部位。②双手先后从眼眶下滑至眉头，点按攒竹、鱼腰、丝竹空、太阳，每穴1遍，重复3遍，之后双手三指由内向外拉抹、安抚眉骨至太阳。③双手美容指先后沿下眼眶滑至眉头下，点按睛明、承泣、球后、瞳子缪，每穴1遍，重复3遍，之后双手三指由内向外拉抹、安抚下眼眶至太阳。④双手四指先后从颧骨下滑至鼻翼，点按迎香、颧髎、下关，每穴1遍，重复3遍，之后双手三指由内向外拉抹、安抚颧骨下至耳门。⑤双手四指先后滑至嘴角，点按地仓、颊车、翳风，每穴1遍，重复3遍，之后双手三指拉抹.安抚下颌至翳风。⑥双手四指先后滑至廉泉穴，重叠后向上抬下巴2次，之后双手四指托下颌，拇指叠按承浆3遍,再沿嘴角上滑至人中叠按3遍,之后双手拇指上下交替推按嘴周。⑦双手捏按下巴,再向两边捏滑下颌骨至下颌角处,重复3遍。

揉按额头:①左手中指、食指分开,固定在额头,右手美容指揉按额头,从右向左,双手移动缓慢,3遍。②左手同动作①,右手美容指弹拨额头,从右向左,双手移动缓慢,3遍。③双手四指在额头从中间向两边拉提;在眉骨从中间向太阳拉提;在下眼眶从内向太阳拉提,每线3遍,之后食指、美容指交替向上提太阳6次。

推按额头、揉按面颊:①双手拇指先后按住攒竹,之后沿眉骨推按至太阳穴,再沿下眼眶轻轻滑至额中横线,沿额中线推按至太阳,再沿下眼眶轻轻滑至发际,沿发际线推按至太阳穴,3遍。②双手四指沿颧骨向上打圈揉按至迎香,再沿颧骨向下打扁圈揉按至下关为1遍,重复3遍。

按压额头:①双手掌重叠按压额头,之后一手从耳前滑至下巴,一手托住下巴向上提,一手压额头向下按;之后托住下巴的手从对侧耳前滑至额头,置于另一手下方叠掌按压;换手做相同动作3遍。②双手竖掌交替拉抹额头前正中线处,3遍。③双手合掌,用小鱼际按压额头前正中线,3遍。④双手掌分推额头,从耳前滑至下颌,全掌从下向上包提面颊至太阳,重复3遍。

2. 颈部按摩手法操作流程及操作要领

展开按摩膏:双手掌交替横向拉抹颈部、前胸部,将按摩膏均匀展开(根据颈、肩的弧度变换手型滑抹),3遍。

抹胸、包肩、叩按风池:①双手掌交替拉抹上胸部6遍。②拉抹至肩窝时,四指施力拨动。③之后双手包肩、包颈至风池叩按(中指,遵循轻—重—轻原则),重复3遍。

点按穴位:双手拇指点按俞府、气户,每穴3次,之后拇指用推抹手法安抚点穴部位。

拿揉胸肌:双手掌拿揉两侧胸大肌(乳房外上方)。

揉按斜方肌:双手包肩关节至肩部,揉拿斜方肌。

点按穴位:拇指点按肩中俞、肩井、巨骨,每穴3次,之后拇指用推抹手法安抚点穴部位。

拨斜方肌:双手拇指指腹上下滑拨斜方肌,10次。速度适中,以舒适为度。

拿揉项部:将头轻轻侧转,一手伸入后项部,拿揉项部肌肉,数次后换手做相同动作。

顶揉背部:①双手掌心向上伸入顾客背部,用三指顶揉背部膀胱经,逐渐向上揉至大抒,再向上揉至风池后叩按,重复3遍。②顶揉时垂直向上施力,用顾客身体重量作为对力,移动要缓慢。

揉捏耳朵:①双手揉捏耳郭,从耳垂揉捏至耳尖,3遍。②双手中指、无名指分别置于耳前及耳后,上下搓动,发热为度。

3.头部按摩手法操作流程及操作要领

整理头发:①解开包头毛巾。②理顺头发。

揉按头顶部:双手五指分开,固定在头顶部进行揉按,3遍。

点按头部:①双手拇指重叠点按神庭—百会至不可及处,3遍。②双手拇指点按两侧膀胱经,从前发际向后至不可及处,3遍。

揉按颞侧:双手五指略微分开,指腹固定在风池部进行揉按,然后逐渐向上揉按至耳朵上方,3遍。

点按头顶部:①双手拇指从神庭向两边沿前发际点按至耳门,3遍。②双手拇指从神庭、百会连线中点向两边点按至耳尖,3遍。③双手拇指从百会向两边点按至耳尖,3遍。

叩敲头部:①左手掌放在头顶部,右手握空拳隔着左手叩敲督脉,移动缓慢,3遍。②左手掌放在头顶部,右手握空拳隔着左手叩敲膀胱经,移动缓慢,3遍。

牵拉头皮:将头顶头发分为两层,拉起第一层头发,与头皮呈90°垂直牵拉,3次。②拉起第二层头发,与头皮呈90°垂直牵拉,3次。

弹拉头皮:用双手五指略微分开插入发中,指腹触及头皮施力后快速离开头皮,似干洗头状。②弹拉顺序:头顶、颞侧。

4.上肢按摩手法操作流程及操作要领

拿揉斜方肌:一手握住顾客的手,一手拿揉斜方肌,3遍。

拿揉上肢：①一手握住顾客手。②一手从上至下拿揉上肢，先做伸侧，再做屈侧，各3遍。

抖腕关节：①双手四指在下、拇指在上拿住顾客腕上1寸处。②拇指施力上下抖动腕关节。

分推手背：双手四指托住顾客手，双手大鱼际分推手背。

弹拉手指：①用拇指、食指、中指分别揉按手背及手指。②揉至指尖部后，食指、中指屈指扣住指尖快速弹出（有响声）。

点揉合谷：单手拇指点揉合谷，3遍。

搓掌、指部：①双手拇指搓手掌：搓劳宫，搓大、小鱼际。②双手拇指搓大、小鱼际，逐渐从大指、小指搓出；搓掌心逐渐从食指、无名指搓出；再搓掌心逐渐从中指搓出。

摇腕、肘关节：①五指相插，掌心相对，向上提起手，进行顺、逆时针摇腕关节，各3圈。②五指相插，掌心相对，向上提起上肢，进行顺、逆时针摇肘关节，各3圈。

按压上肢：①双手重叠按压中府穴（肩窝）3次。②双手掌按压上臂，3次。③双手掌按压前臂，3次。

收放血管：双手捏住指尖，交替向腕部挤按，使手部呈缺血状，至腕上方后逐渐放开，使手部血管充盈，之后做另一只手。

五、面膜技术

面膜的使用由来已久，古时候人们就将某种黏土或植物敷在皮肤上，让皮肤变得柔软、润泽，伤口很快愈合。现代医学也应用封包的方法，加大药物的吸收率，促进创伤的修复、愈合。美容面膜技术就是在古法美容和医疗基础上的技术延伸，具有安全性、针对性和广泛性。

（一）优质面膜特性

1.安全性

不论什么种类的面膜，其基本成分是无毒、无依赖性的，而且质地细腻，不含沙砾和杂质，却富含养分。

2.针对性

不论什么种类的面膜，针对面部皮肤缺水状态、营养不良状态、亚健康状态和高敏状态,都能给予有效的调整。

(二)面膜种类

1.调试类面膜(粉状面膜)

(1)硬膜

硬膜主要成分是医用石膏粉,有以下2个特点:①形成坚硬的模体。硬膜粉用水调和后很快凝固成坚硬的模体,能够隔绝外界环境影响,阻止水分的蒸发,使模体的温度持续渗透,达到美容功效。②根据模体的温度可以分为热模、冷模。热模对皮肤进行热渗透,使局部血液循环加快,毛孔扩张,促进水分和营养物质的吸收,适合干性皮肤、中性皮肤、衰老性皮肤使用;冷模对皮肤进行冷渗透,具有收敛作用,可以收缩毛孔,减少皮肤油脂分泌,适合油性皮肤、痤疮皮肤、敏感皮肤使用。

(2)软膜

软膜是一种以高岭土为主要原料的粉末状面膜,有以下2个特点:①可以凝结成膜。软膜粉用水调和后缓慢凝结成软性模体,同样可以隔绝外界环境的影响,阻止水分蒸发,增加皮肤的含水量,促进营养成分、功效成分的吸收。具有补水润肤,使皮肤白皙,收缩毛孔,去皱抗衰等作用。②性质温和,没有压迫感,容易清洁。

(3)中药面膜

中药面膜是一种以中药粉为主要成分的面膜,有以下3个特点:①不会凝固。中药粉用温水调和后不会凝固,药物成分直接接触皮肤,发挥调理、养护作用。②气味较大。中药面膜的中药气味较大,需要在通风设备完善的环境中使用。③会使皮肤着色。未经脱色处理的中药膜粉会加深皮肤颜色。

2.膏霜类面膜

膏霜类面膜是生产厂家经过乳化加工制成的面膜,有以下3个特点:①使用简便,可以居家使用。②种类较多,可以根据皮肤的需要选择。③外观与润肤膏霜相似,其区别是敷面一定时间后需要清洗掉。

3.纸(布)状面膜

纸(布)状面膜是以无纺布或蚕丝布为载体的面膜,有以下3个特点：①使用简便，可以居家、出差使用。②营养成分含量高，分子量小，更容易被皮肤吸收。③美容效果显著。

（三）软膜操作流程

软膜操作是美容师的基本功。需要对软膜粉的性能有充分的认知；需要在操作中熟练掌握调膜技巧，做到心细、眼快、手快。其技术标准是：操作时间短，操作动作沉稳、准确、麻利，面膜厚薄均匀、表面光滑、周边整齐无外流。

1. 物品准备

调膜碗1个、调膜棒1根、蒸馏水1瓶、软膜粉25～30g。

2. 软膜操作流程

调试膜粉：①取25～30g软膜粉，放置于干燥的调膜碗内。②加入适量蒸馏水，用调膜棒以顺时针方向快速调试。

倒模：①用调膜棒将软模糊按"从中间向两边，从下到上"的顺序进行涂敷，动作要快，涂敷动作沉稳，幅度要大。②面膜成型后表面光滑，厚薄均匀，敷到发迹边即可。③停留15～20min。

卸膜：用湿巾轻按面膜边缘，边缘软化后从下至上将面膜成片卸除。

清洁：用洗面巾将面部清洁干净。

第二节 面部刮痧美容项目

刮痧是利用刮痧板在皮肤上进行刮拭，达到疏通面部经络、活血化瘀、排出痧气的目的，使皮肤呈现通透、洁净、润白的效果，预防过早出现皮肤松弛、衰老、瑕疵的一种中医传统美容方法。[1]

一、刮痧的美容作用

刮痧是一种传统的中医技术，在民间应用非常广泛，人们在日常生活中积累的小病小灾，通过刮痧可以得到减轻、缓解甚至痊愈，很受人们

---

[1]张秀宇.面部刮痧的美容效果如何?[J].大家健康,2009(03).

的喜爱。把刮痧技术应用到美容的确是一种很好的尝试,其美容作用表现为以下3点:①改善面部血液循环,增加面部血液流量,使皮肤细胞得到充分的营养和氧气。②加速细胞的新陈代谢,促进衰老细胞的脱落,有利于细胞更新。③促进面部淋巴液回流,促进多余水分和代谢产物的排泄,起到排毒养颜、舒缓皱纹、行气消斑、紧致肌肤、祛除眼袋和黑眼圈的作用。

二、面部刮痧实施流程

(一)用品用具

1.刮痧板

板形:面部刮痧最好选择角形有弧度的刮痧板,双边圆润,厚薄一致。

材质:以牛角板为首选,也可以用其他材质代替。

2.刮痧介质

刮痧油:为温和的植物油,如霍霍巴油、鳄梨油、葡萄籽油或调配精油。其优点是润滑性好,无刺激性,但有油腻感,用后需要清洁。不适宜油性皮肤。

精华类护肤品:如精华液、原液、晚霜等。其优点是营养价值高,无刺激性,无须清洁,但使用量较大,成本高。

(二)面部刮痧手法操作流程及操作要领

展油:双手持刮痧板在面部均匀抹开刮痧油,要求操作连贯、沉稳。

"起碎步"刮理:①刮痧板弧面按线路起碎步(短刮)从中间向两边刮拭,各3遍。②线路分别是:颏下—翳风;承浆—听会;地仓—听宫;迎香—耳门;下眼眶内侧—太阳;上眼睑内侧—太阳。③双手将刮痧板放平,来回安抚上眼眶:攒足—太阳。

刮理上眼眶:双手持刮痧板一手在眉毛上,一手在眉毛下,上下交替刮拭,避免压迫眼球,先左后右,3遍。

刮理额头:①直刮督脉:2个刮痧板重叠,从印堂至神庭直刮,3遍。②直刮膀胱经:攒足至发迹,3遍。③直刮胆经:鱼腰至头临泣,3遍。

④直刮胃经：丝竹空至头维，3遍。⑤施力连续、均匀、沉稳，以不出痧为宜。

揉按太阳：双手持刮痧板揉按太阳，3遍。

刮理上下唇：双手持刮痧板上下交替，用小端顺肌纹进行刮拭，3遍。

刮理鼻侧：双手持刮痧板，由上向下，来回刮理鼻两侧，3遍，注意避开眼睛部位。

刮理鼻梁：双手持刮痧板重叠在鼻尖，沿鼻梁刮理至印堂，3遍。

刮理额头：双手持刮痧板重叠在额头中间，进行上下来回刮理，3遍。

面颊部长刮：①双手持刮痧板按线路进行长刮，每线操作3遍：颊下—翳风；承浆—听会；地仓—听宫。②提按巨髎、颧髎。③长刮下眼睑内侧—太阳；上眼睑内侧—太阳，之后刮痧板放平来回安抚上眼睑。④长刮攒足—太阳，之后交替横向刮理额头，3遍。⑤双手持刮痧板沿前发际线滑至耳前上下刮理，3遍。⑥下滑至翳风点按。⑦由内向外刮理颊下，之后沿颈侧下滑至锁骨上，3遍，注意动作交换时不要双手同时离开皮肤。

三、疗程设计

疗程设计可以参考面部基础护理。

四、操作注意事项

(1)面部刮痧不求出痧，面部皮肤微红、发热即可。

(2)在做面部刮痧的过程中注意避免触及嘴唇，压迫眼睛。

(3)施力遵循轻—重—轻原则，施力始终一致，整个过程沉稳、服帖，不可用爆发力。

(4)遇到明显痛点，不要盲目加强施力，要本着循序渐进的原则，通过多次操作达到理想效果。

第三节 面部拨筋美容项目

拨筋是借助专门的工具(拨筋棒)在面部进行有规律地拨动,达到舒筋活络、活血化瘀目的,改善面部肌肤僵硬、色泽暗沉、皱纹、瘀堵等不良状态的美容方法。

一、筋结形成原理探讨

中医学认为,筋结是经络瘀堵不通而形成的。现代医学认为,筋结是慢性软组织损伤诱发炎症粘连、瘢痕(纤维化)、组织挛缩而形成的。要想了解筋结的形成原理,要先学习探讨2个概念。

(一)人体弓弦力学系统

人类在不断地运动中,骨骼与软组织之间形成了力学连接,这种力学连接非常类似弓弦连接,即骨骼为弓,软组织为弦,软组织在骨骼的附着部位为弓弦结合部,它们共同构成人体弓弦力学系统。[1]

与颈项和头面部有关的是脊柱弓弦力学系统中的颈段弓弦力学系统,即枕骨、颈椎(7块)、面颅骨为弓,连接颈椎的软组织(椎间关节、韧带、椎间盘项韧带、黄韧带、椎枕肌、斜方肌、骶棘肌颈段)和面部肌肤(表情肌、咀嚼肌、皮肤)为弦所形成的弓弦力学系统,其弓弦结合部有3个:一个是骶棘肌、项韧带、斜方肌在枕骨的附着处,一个是第7颈椎的附着处,另一个是表情肌和咀嚼肌在前发际、眶上缘、颧骨、下颌骨的附着处。它们的功能一是维持颈椎的生理曲度,维护头部、面部感觉、运动功能正常;二是完成颈、项部的运动;三是完成咀嚼、表情运动。

这一理论阐述了骨骼、肌肉、软组织间的力学关系,说明如果这种力学关系平衡失调,就会导致软组织的慢性炎症,继发粘连、瘢痕、挛缩(即筋结),为实践中实施的拨筋技术奠定了理论基础。

---

[1]王彩霞. 中医面部拨筋疗法联合中药面膜治疗轻中度痤疮的临床观察[J]. 智慧健康,2020,6(14):189-190.

(二)网眼理论

网眼理论是指慢性软组织损伤不是某一点的病变,而是以人体弓弦力学系统为基础,以受损软组织的行径线路为导向,形成以点成线,以线成面的连带关系。可以将其形象地比喻为一张渔网,渔网的各个结点就是弓弦结合部(软组织在骨骼的附着点),是粘连、瘢痕(纤维化)、组织挛缩的集中部位,联络各个结点的网线就是弦的行径路线。一旦弓弦结合部出问题,则整个网络都会受到影响。

网眼理论说明了筋结形成的部位,以及筋结点对面的影响,能够为拨筋技术的施术定位起到指导作用。

二、拨筋对筋结的影响

筋结的形成是一个慢性的过程,而拨筋正是针对这个过程,在关键环节给予干扰,使其向好的方面转变,达到预期的效果。其影响如图3-1。

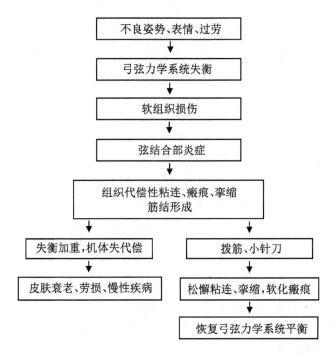

图3-1 拨筋对筋结的影响

三、面部拨筋的美容作用

面部筋结形成后对整个面部都会产生影响，轻则面色不均或晦暗，重则面部皮肤松垂、眼袋明显，所以拨筋在面部护理中也是常用的美容方法。面部拨筋的主要美容作用有以下3点：①松懈软组织粘连、瘢痕挛缩，舒筋活络，使面部气血通畅、红润、光泽。②软坚散结，恢复人体自身调节功能，平衡弓弦力学系统。③促进肌肤代谢产物的吸收、排泄(排毒)。

四、面部拨筋实施流程

(一)用品用具

除面部护理全部用品以外，还需要准备拨筋棒或板。使用介质最好是精华油，不仅有润滑作用，还具有一定的功效。当然，也可以使用按摩膏。

(二)面部拨筋手法操作流程及操作要领

拨枕骨下：①项部3线：枕骨下、项中、项下(平肩部)。②持拨筋棒，用圆头沿项部3线，由内向外呈"N"字形拨动，每次3遍，先左后右。

拨大椎：①在第7颈椎处呈"Z"字形移位拨动，3遍。②用拨筋棒圆头点按大椎，进行不移位的左右、上下拨动。

打开介质：①美容师用双手在面部将介质均匀打开。②打开方法同面部按摩。

开天门、点穴：①单手持棒在印堂以"井"字形的方式拨动，之后点按印堂—神庭，3遍。②双手持棒点按：鱼腰、阳白、头临泣、丝竹空、太阳、头维，各3遍。③施力均匀，遵循轻—重—轻原则。

拨前发际线：双手持棒，沿前发际线从中间向两边(耳尖处)缓慢进行"之"字形拨动，3遍。

点按穴位：①点穴：睛明、攒竹、鱼腰、丝竹空、瞳子髎、球后、承泣、睛明；鼻通、四白、上关、耳门；迎香、巨髎、颧髎、下关、听宫；人中、地仓听宫；承浆、颊车、听会、翳风。②垂直施力，遵循轻—重—轻原则。

松筋：①将面部分为9条线，以一手掌提升另一手打"Z"字形式进行拨筋，每线重复3遍；做完一边再做另一边。在筋结、痛点部位，多做几遍。②1线：廉泉—翳风；2线：承浆—翳风(翳风位置上下滑动加强)；3线：地仓—听宫(在耳前位置加强)；4线：人中(横拨)—迎香—颧骨下—耳门；5线：沿法令纹从上至下垂直皱纹拨动，另一只手绷紧皮肤；6线：拨鼻梁；7线：鼻通—颧骨下—听宫；8线：以打括号方式上下拨动睛明，再沿承泣—球后—瞳子髎以斜走"Z"字的方式拨动；在瞳子髎处以打括号方式上下拨动；9线：从内到外"Z"字拨眉骨、额头，从中间向两边。③施力均匀、持续、沉稳。

面部刮理：①双手持拨筋棒，用扁板面从中间向两边施力刮理面部9线，每线3遍。②1线：下颌廉泉—翳风；2线：承浆—翳风；3线：地仓—听宫；4线：人中—迎香—听宫；5线：鼻通—耳门；6线：下眼睑内侧—太阳；7线：眉骨—太阳；8线：额中—太阳；9线：额上—太阳。③施力始终一致，到发际时要施压后再滑至中间，刮拭时移动速度要不快不慢。

耳前刮理：①用拨筋棒的扁板面在耳前上下刮理；3遍。②向上绕耳尖—耳后—颈侧—锁骨上窝轻按，先左后右。

手法排毒：①双手交替提升拉抹面部7线，到耳前加强后，再沿耳后、颈侧至锁骨上轻按，向腋下推按。②面部7线：1线：颌下廉泉—翳风—耳前；2线：承浆—翳风—耳前；3线：地仓—听宫—耳前；4线：人中—迎香—听宫—耳前；5线：鼻通—太阳—耳前；6线：双手剪刀手从内向外拉抹眼周—耳前；7线：额头—耳前。③施力沉稳、始终一致，避免始重终轻，更不可以双手离开皮肤，双手施力不可以间断，要有避免"毒素"回流的意识。

五、疗程设计

面部拨筋对面部皮肤组织的刺激较大，在疗程设计时要注意以下两个原则。

(1)每次操作间隔要保持在5～6d，一般4～6次为1个疗程。

(2)疗程间隔要根据顾客皮肤状态，一般每年2～3个疗程。

六、操作注意事项

(1)有严重痤疮的皮肤不建议做面部拨筋。

（2）对于衰老严重的皮肤,效果期望值不宜太高。

（3）操作时持拨筋棒的手要稳,介质不宜过多,避免施力时滑脱,伤害眼睛等重要器官。

（4）操作时要关注顾客感受,保持与顾客沟通。

第四章 美体项目护理简述

第一节 芳香疗法项目

一、芳香疗法基础知识

公元前6000年,埃及人首先使用芳香疗法,当时的祭司兼医生以焚烧精油和树叶向其神祇献祭;一些具有防腐作用的精油也被古埃及人广泛用来保存尸体;大约公元前3000年,中国人开始使用精油,并且将其与中草药结合;罗马人将精油用于沐浴中,并在战争前使用,使战士更强壮、队伍更具战斗力;到了16世纪,英国人采用精油抗瘟疫、抗菌。可以说,人类利用植物精油防病治病的历史非常悠久。[①]

（一）芳香疗法的定义

希腊语中Aroma是香料、香气的意思;Therapie是治疗、护理的意思,那么Aroma Therapie（芳香疗法）就是利用香料或香气对人体进行治疗、护理的方法。

（二）芳香疗法种类

芳香疗法作为一种治疗、护理的方法,其种类呈多样化,主要包括以下4种。

1.香薰法

香薰是一种备受女士青睐的护理方式。人们通过吸入的方式,使芳香精油快速融入人体血液及淋巴液中,可以加速体内新陈代谢,促进活细胞再生,增强身体免疫力,进而调节人体神经系统、循环系统、内分泌

[①] 徐婧. 芳香疗法在医学美容技术专业实践教学中的项目教学法分析和应用[J]. 当代教育实践与教学研究（电子刊）,2017(06).

系统、肌肉组织、消化系统及排泄系统等,产生舒心养颜、放松减压的效果。常用香薰炉,鼻间嗅入清新甜美的花香,沁入骨髓,暗香浮动,会令人拥有迷人和浪漫的气质。

2.芳香水疗法

水疗为物理治疗的一种,即利用水的各种物理特性,作用于人体以达到各种疗效。水疗对人体的作用主要有温度刺激,机械刺激和化学刺激。所谓温度刺激是通过调节水温的高低刺激机体,起到一定的理疗作用;机械刺激是利用水的压力刺激机体,促进人体机能;化学刺激则是利用水中的有效成分对机体进行调养,如芳香精油浴、碳酸浴、松脂浴、盐水浴等。

3.冥想法

这是一种思想入定、改变意识的形式。在冥想期间,人们的注意力会集中在自己的呼吸上并调节呼吸;采取某些身体姿势(瑜伽姿势),使外部刺激减至最小,产生特定的心理表象,让人体在宁静中达到自我调节的目的(自愈力)。

4.芳香按摩法

通过按摩促进精油有效成分的吸收,对机体实施调养。体现人体能量与植物能量的巧妙结合,产生安全、有效的保健养生功效。

二、芳香精油

芳香疗法的主角是精油。所有的植物都可以制造香精油。这是一种油性物质,可以流动,甚至呈树脂状,含有特殊的香味,具有挥发性,比水还要轻。

精油存在于植物的根、茎、枝干、叶、花、果实内的叶绿体中,是植物在太阳的作用下,由植物内起分泌作用的细胞天然合成的。

生长期的植物,精油的合成十分活跃,其含量不断增加直至花季;花季开始,花在完成了部分生物功能后,精油的含量开始下降;当果实成熟时,精油的含量再一次增加。在植物不同的时期,精油的构成也相应地发生变化。

(一)精油的品质

精油的品质取决于植物的品种、生长地域和收获方式。

1.植物的品种

植物的品种必须得到确认,因为同一种植物的不同品种,其生理作用不同,如艾叶以荆州生长的品种最为优质。这往往与植物的生长地及生长周期有关。

2.植物的生长地

不同地方、不同气候,其精油品质不同。如摩洛哥玫瑰与中国玫瑰由于生长环境的差异,摩洛哥玫瑰比中国玫瑰更有价值一些。

3.植物的收获方式

不同的收获方式、采取时间都可以影响精油的品质。如不同花期采取的精油,功效都会存在差异。

(二)精油提取方法

1.蒸馏法

让蒸气流穿过植物材料,使油囊裂开,水蒸气携带精油到另一个容器,经过冷却后油水分离而获得该种植物的精油。

2.萃取法

将植物与脂肪混合,随着精油在油脂中变饱和,就可以得到香膏,香膏重新进行蒸馏或用溶剂分离而得到精油。

3.冷压榨法

多用于果实类,如柑橘、牛油果。

(三)精油的化学成分

精油是植物生物能源的物质基础(植物的能量来源),具有很高的活性,主要活性成分包括:萜烯(浓度决定精油的质量,是一种皮肤刺激剂,能使真皮充血,抗病毒,有毒性)、乙醇(具有挥发性)、乙醛(具有抗病毒和止痛功效)、酮(抗疲劳、抗痉挛、抗菌,有小毒)、酚(杀菌)。

(四)精油的使用方法

精油的浓度很精纯,如果直接使用,给人类的直接感觉是非常不舒服的,所以使用精油时用量很小,一般以滴来计算,而且还要借助载体才能被人的呼吸系统和皮肤接受,发挥植物精油的魅力。

1. 水作为载体

把精油滴入水中,人们通过呼吸和浸浴享受精油带来的美妙感觉和神奇功效。

2. 高品质的植物油作为载体

把精油滴入植物油中,人们通过皮肤按摩享受精油带来的疗效。

3. 蜡烛作为载体

制作蜡烛时加入适量的精油,这种含有精油的蜡烛,通过燃烧将精油成分散发在空气中,净化了空气,营造出浪漫、愉悦的氛围。

(五)常用精油的名称和功效

1. 罗勒

萃取于叶子,呈浅黄绿色,气味清甜,略带香辛料的味道。

心灵功效:振奋情绪,使感觉敏锐,注意力集中。

身体功效:缓解头痛和偏头痛,使瞬间的眩晕和暂时的麻痹恢复正常;对呼吸道有益,常被用于治疗鼻窦充血、气喘感冒。

皮肤功效:对松弛、瘀阻的皮肤,有紧实、清爽的功效,可控制粉刺。

注意事项:勿使用过量,怀孕期避免使用,对敏感皮肤有刺激。

2. 洋甘菊

清蓝色精油,由花中萃取,可与玫瑰、薰衣草、天竺葵混合使用。有水果香,类似苹果的香味。

心灵功效:安抚效果绝佳,使人放松有耐性,对失眠有帮助。

身体功效:缓和肌肉疼痛,对下背部疼痛也有帮助,同样能减轻头痛、神经痛、牙痛及耳痛,又能促进白细胞生成,抵抗细菌,增加免疫系统功能。

皮肤功效:能够减轻烫伤,用于发炎的伤口,改善湿疹、面疱、干癣、超敏感肌肤,增进弹性,对干燥易痒的皮肤效果极佳,是非常优良的皮肤保养品。

3.尤加利

从叶中萃取,有清凉的感觉。

心灵功效:对情绪有镇静的效果,可使头脑清醒,注意力集中。

身体功效:抗病毒,对呼吸道最有帮助,对流行性感冒、喉咙疼痛、咳嗽、鼻窦炎有效果,可降低体温,使身体清凉,亦可解蚊虫咬伤之毒。

皮肤功效:对疱疹、烫伤均有显著效果,能够促进新组织的产生,可改善阻塞的皮肤。

注意事项:尤加利是一种强效精油,高血压、癫痫病人最好勿用。

4.乳香

萃取于树皮。

心灵功效:使人感觉平稳,使心情好转且平和。

身体功效:改善感冒、发烧、咳嗽症状,同时能安抚胃部,帮助消化。

皮肤功效:赐予老化皮肤新生命,抚平皱纹的功效卓著,是真正的护肤圣品,它具有收敛的特性,可以平衡油性肤质。

5.天竺葵

萃取于叶片,气味甜而略重,有点像玫瑰,又有些像薄荷。

心灵功效:神经系统的补品,可平抚焦虑、沮丧,还能提振情绪,让心理恢复平衡。

身体功效:利尿,排毒,降血糖,平衡内分泌,促进血液循环,改善月经失调,减轻局部肿痛、神经痛、喉咙痛。

皮肤功效:适合任何皮肤,因为它能平衡油脂分泌而使皮肤饱满,由于它能促进血液循环,使用后会让苍白的皮肤较为红润而有活力。

注意事项:皮肤敏感、怀孕者勿用。

6.茉莉

深红色的精油,萃取自花朵,花香浓郁。

心灵功效:抗沮丧,安抚神经,温暖情绪。

身体功效:对生产时有帮助的精油,促泌乳,减轻经痛、产痛;增加男子精子数量,改善阳痿、早泄、性冷淡。

皮肤功效:对任何皮肤都有帮助,是干燥及敏感皮肤的高效护肤品。

7. 薰衣草

从枝干、叶片、花瓣中提取,蒸馏后为浅黄色,有强烈香味的精油。

心灵功效:安定情绪,对失常的心理状态有正面的效果,能够减轻愤怒和精疲力竭的感觉,使人可以心平气和地面对生活。

身体功效:对心脏有镇静功效,可降低高血压,改善失眠。

皮肤功效:促进细胞再生,平衡皮脂分泌;治疗皮肤灼伤与晒伤的功效显著,还可改善面疱、湿疹,并能抑制微细菌生长,还是一种很好的护发剂,对秃头有帮助。

注意事项:低血压的人用了薰衣草精油后,会发生呆滞现象,孕期勿用。

8. 柠檬

浅黄色精油,由果实外皮压榨而来,有尖锐(刺鼻)柑橘味。

心灵功效:感觉炙热烦躁时,可带来清新的感受,帮助澄清思绪。

身体功效:可使血液循环畅通,减轻静脉曲张;是有效的强心剂,可用于降血压,恢复红细胞活力;可用于止血及一般外伤出血;它抗菌的性能可减轻喉咙痛;着凉感冒,特别是发烧时,它能使体温下降;能够促进消化,减轻头痛、痛风及关节炎疼痛。

皮肤功效:去除老死细胞,使暗沉的肤色明亮洁白;对油腻的皮肤有净化功效,还可以用于去除鸡眼、扁平疣和其他的疣。

注意事项:使用后勿晒太阳;敏感皮肤勿用。

9. 橙花

萃取于橘树上的白色花,浅黄色精油,待开花时蒸馏、似百合花味。

心灵功效:使人精神愉快,能提供安抚的作用,带来祥和的感受。

身体功效:尤其是沮丧不能成眠的时候,有催眠作用,同时又是有效的催情剂。

皮肤功效:能帮助细胞再生,增加皮肤弹性,适合干性、敏感的皮肤,可改善静脉曲张。

注意事项:需要头脑清醒时用。

10.薄荷

取自整棵半干的材质部位以及叶,有浓厚的清凉香味。

心灵功效:它清凉的属性可安抚愤怒,缓解身心疲惫。

身体功效:热时清凉,冷时暖身,因此它治感冒的功效奇佳,也适用于眩晕、贫血,对心脏和心理都有补强作用。

皮肤功效:可改善湿疹、癣和瘙痒;清除黑头粉刺,对油性的发质和肤质极具效果。

注意事项:使用时,调配比例不得超过1%。

11.摩洛哥玫瑰

鲜花在清晨摘下,24h萃取出黄褐色的玫瑰油,有甜甜的花香。

心灵功效:可平抚情绪,提振心情,舒缓神经紧张和压力,它是极女性化的精油,能使女性对自我产生积极正面的感受。

身体功效:是优越的子宫补品,可镇定经前不适、促进阴道分泌,对不孕有益;增加男子精子数量;助益心脏,改善血液循环。

皮肤功效:适用于所有肌肤,特别有益于成熟、干燥、硬化和敏感皮肤,对发炎的皮肤有帮助。

(4)注意事项:怀孕期勿用。

12.迷迭香

萃取自花朵和叶片,有强烈的木质温暖香味。

心灵功效:活化脑细胞,使头脑清醒、增强记忆,使人精力充沛。

身体功效:使脑部中枢神经系统充满活力,缓解头痛、偏头痛,是珍贵的强心剂和心脏刺激剂,可以使低血压恢复正常,调理贫血。

皮肤功效:对松弛的皮肤有效,因为它是很好的收敛剂,有紧实效果;能改善头皮屑并刺激毛发生长。

13.印度檀香

精油取自粗糙切片或粉末状的木头,有强烈、温暖的木味。

心灵功效:放松效果佳,可安抚神经紧张及焦虑。

身体功效:对生殖泌尿系统有帮助,可改善膀胱炎;改变性方面的困扰,如冷感和性无能,还可促进阴道分泌;对腹泻亦有帮助。

皮肤功效：对干性及老化缺水的皮肤特别有效，与基础油混合后按摩效果显著；是绝佳的颈部修护乳霜，使皮肤柔软有弹性。

14.茶树

浅绿色的茶油由枝条和叶片萃取而来，有强烈香味，似樟脑及尤加利。

心灵功效：使头脑清醒，恢复活力。

身体功效：茶树最重要的用途是帮助免疫系统抵抗传染性疾病，它抗菌的特性可减轻阴道的念珠菌感染。

皮肤功效：皮肤净化效果绝佳，可改善伤口感染和化脓现象。

15.依兰

清晨时采下黄花，蒸馏出精油，带甜味。

心灵功效：放松神经系统，使人欢愉，可疏解愤怒恐惧的情绪。

身体功效：它在平衡内分泌方面效果显著，能够补益子宫，保持胸部坚挺，又可用来改善性冷淡；对治疗呼吸急促和心跳急促特别有效，也能降低血压。

皮肤功效：这是一种多功能精油，由于能平衡皮脂分泌，所以对油性和干性皮肤都有帮助；对头皮也有刺激及补强效果，使新生头发有光泽。

16.豆蔻

萃取自种子，甜而略带香料味，似苦柠檬。

心灵功效：感觉虚弱疲惫时可提振情绪。

身体功效：特别有助于消化问题，能有效消除口臭，因为豆蔻能调理胃部的发酵，刺激唾液流动，并可开胃。

17.香茅

萃取自割后的甘草，略甜，似柠檬。

心灵功效：可净化并提振情绪。

身体功效：它最有用的特性是驱虫，用来喷洒及熏香，也可帮助猫狗摆脱跳蚤的纠缠；可有效减轻头痛、偏头痛，对风湿性疼痛的助益显著。可除臭，使疲惫又汗湿的双脚有清新的活力。

皮肤功效：与橙花和佛手柑调和后，可软化皮肤。

18.茴香

萃取自种子,草味,稍带香辛料味。

心灵功效:在困顿时,可予以力量和勇气,据说可延长人的寿命。

身体功效:绝佳的身体精华油,可消除因过度饮食及酒精积累的毒素;对偏头痛有帮助,对感冒、支气管炎、百日咳都有帮助。

皮肤功效:除皱效果显著。

19.姜

萃取自根部,香辛料,尖锐、温暖而使人愉悦;生机蓬勃,似柠檬、胡椒。

心灵功效:在感觉生活平淡、世界冰冷的时候,它能温暖人的情绪。

身体功效:特别有助于改善体内湿气过重,如流行性感冒、多痰、流鼻水;它止痛的属性能舒缓关节炎、风湿痛、抽筋;对食欲不振、腹泻、反胃、头痛,晕机、晕船都有帮助。

皮肤功效:消散瘀血,治创伤。

20.橙

由果皮压榨而来,清新,具有强烈的柑橘香。

心灵功效:使人具有鼓舞积极的态度,并可使人恢复生气。

身体功效:对胃特别有安抚的功效,能够刺激胆汁分泌,使胃口大开。

皮肤功效:它能促进发汗,全面帮助皮肤排毒,同时可以改善干燥皮肤,减少皱纹,是一种相当优异的护肤油。

三、芳香按摩

由于芳香疗法的特殊性,进行芳香按摩的美容师往往被称之为芳疗师,成为芳香疗法的特色。

(一)操作前准备工作流程

物品准备:小毛巾3条、大毛巾2条、精油容器1~3个、小推车1部、洗脸盆2个、一次性内裤1条、浴袍1套、口罩1个、精油若干支、芳疗池(浴桶:水位2/3左右、水温45℃左右)。

引领顾客:①顾客更衣、放置好个人物品。②引领顾客进入沐浴间。

③顾客全身沐浴、更换一次性内衣裤及专用顾客服(浴袍)。④引导顾客进入芳香水疗间。

水疗间准备:①提前60min消毒浴池(桶),或放置一人一换的薄膜。②提前30min在浴池(桶)内放入温度、水量适合的水。③滴入调配好的舒缓精油和花瓣。④美容师试温,温度可根据顾客承受能力而调整,一般不超过50℃。

顾客浸浴:①引导顾客慢慢进入浴池(桶)内,或坐或躺,顾客自行调整。②浸浴时间30~45min。③芳疗师在门口守候。

芳疗师准备:①使用消毒酒精,对用品、用具消毒。②芳疗师更换专业操作服,戴口罩。

按摩前准备:①引导顾客上按摩床。②包头、铺巾,暴露需要按摩的部位。③操作者双手(七步消毒法)消毒。

(二)芳香按摩精油调配

通常精油调配由芳疗师根据顾客体质、爱好,选择多款精油形成处方。芳香按摩时常用处方如下。

1.基础按摩油

葡萄籽30mL+月见草10滴+胡萝卜5滴+霍霍巴20滴。

2.净化肤质

精油(柠檬草1滴、薄荷2滴、杜松3滴)+30mL基础按摩油。

3.改善肤质

精油(天竺葵1滴、橙2滴、苦橙叶3滴)+30mL基础按摩油。

4.紧实肌肉

精油+30mL基础按摩油。

处方一:精油(迷迭香2滴、苦橙叶1滴)+30mL基础按摩油。

处方二:精油(香茅2滴、薰衣草2滴)+30mL基础按摩油。

处方二:精油(罗勒6滴、香茅2滴、薰衣草5滴)+30mL基础按摩油。

5.乳房按摩

精油+30mL基础按摩油。

处方一:精油(快乐鼠尾草1滴、天竺葵2滴、茴香4滴、香茅4滴)+30

mL基础按摩油。

处方二：精油（柠檬香茅4滴、丝柏4滴、绿薄荷3滴、黑胡椒1滴）+ 30mL基础按摩油。

（三）芳香按摩操作流程及操作要领

1.操作部位

多为全身按摩。

2.项目产品名称以及一次使用剂量

（香茅2滴、薰衣草2滴）+30mL基础按摩油。

3.按摩手法操作流程及操作要领

大腿按摩：①浅层安抚：双手手掌推抹。②深层安抚：双手手掌横掌从膝关节处向上推按至大腿根部，再分推至大腿两侧，包腿侧下拉至膝部，3遍。包回时前臂尽量与皮肤接触。③双手揉捏大腿肌肉（将肌肉捏起），从膝关节处至大腿根部，3遍。④浅层安抚。⑤单手揉大腿外侧，从上向下，3遍。⑥双手拿揉大腿内侧，从上向下，3遍。⑦浅层安抚。

膝关节按摩：①浅层安抚膝关节处，3遍。②双手膝关节周围深层揉捏，3遍。③浅层安抚，3遍。

小腿按摩：①浅层安抚：同上。②深层安抚：同上。③双手四指在下，拇指在上揉捏小腿。④双手拇指揉按胫骨前肌肉，从上至下，3遍。⑤浅层安抚小腿，3遍。

脚部按摩：①双手四指圈揉内外踝部。②双手拇指揉按内外踝。③双手四指轻置脚背，拇指在足底以打圈样深层揉按，直至脚跟，然后从脚跟处拿住脚向上拉出，3遍。④一手扶住脚背，一手掌从上向下推按脚掌，3遍。⑤双手对掌夹住脚部进行揉按，3遍。⑥双手拇指推按足背3线，每线3遍。⑦浅层安抚脚部。

上肢按摩：①浅层安抚上臂，3遍。②深层安抚：单手推按上臂，从肘部至肩部，包绕肩部，从后面拉回至肘部，3遍。③单手四指揉捏上臂外侧，再揉捏上臂内侧，从肩至肘，各3遍。④浅层安抚上臂，3遍。⑤浅层安抚前臂和手，3遍。⑥双手拇指推按手掌，手背。⑦揉捏手指关节，每指3遍。

胸部按摩:①浅层安抚:单手掌指由内向外安抚肩部、锁骨、锁骨下、乳房上,先左后右,每线3遍。②双手包肩向内至胸骨,再掌推按乳房上至腋下,3遍。③双手揉捏肩部,由内向外,3遍。④双手指重叠在上胸部揉按,从左至右,3遍。⑤双手交替拿捏胸大肌(肢下处)。⑥深层安抚:双手自胸骨向外推按肩部,再包肩部拉至耳后乳突,顺势推按至肩部,拇指在上、四指在下,进行深层揉按,3遍。⑦浅层安抚,3遍。

腹部按摩:①浅层安抚:双手掌在腹部顺、逆时针打圈。②双手掌交替直推结肠,沿着升结肠—横结肠—降结肠的路径推按,3遍。③双手拿捏腹部皮下组织,沿着下腹部从左到右,上腹部从左到右,各3遍。④深层安抚:双手分推、按肋缘下;分推、按上腹部;分推、按下腹部;分推、按耻骨上,各3遍。⑤浅层安抚。

背部按摩:①浅层安抚背部:双手掌从上向下分推至腰骶部,再包臀沿着体侧向上拉至肩部至颅底,3遍。②深层安抚:双手从腰骶部开始分推按,向上至肩部,包肩沿上肢拉至手腕部,从指尖拉出,3遍。③双手揉捏肩颈部,再分推至肩部、包肩胛骨,沿肩胛骨内缘推按至肩颈,3遍。④双手揉捏斜方肌,从颈侧揉捏至肩关节处,先左后右,3遍。⑤双手重叠揉按肩胛骨外缘,从上向下,先左后右,各3遍。⑥双手揉按低部,从左至右,3遍。⑦双手叠掌揉按臀部,先左后右,3遍。⑧浅层安抚背部,3遍。

下肢按摩:①浅层安抚大腿,3遍。②深层安抚:双手叠掌直推按大腿,从腘窝至臀部,再从大腿两侧拉回至腘窝,3遍。③双手拿捏大腿外侧、内侧,各3遍。④单手揉按大腿外侧从上向下至腘窝处,3遍。⑤拇指交替推按腘窝,之后叠掌按腘窝,3遍。⑥浅层安抚小腿,3遍。⑦双手拇指交替推小腿,从内向外,从下向上,3遍。⑧双手揉捏小腿,3遍。⑨浅层安抚。

(四)操作注意事项

(1)有些精油有明显的收缩血管、肌肉的作用,因此孕妇、高血压患者、糖尿病患者、青光眼患者慎用。

(2)有些精油对中枢神经有强烈的兴奋或抑制作用,一定要注意控制用量,且癫痫、哮喘等病的患者禁止或限制使用。

(3)请在芳疗师的指导下使用精油。

(五)疗程设计

1.调理期

10次为1个疗程,1个疗程为30d,15d密集护理、15d巩固护理,每隔4d1次。

2.巩固期

10次为1个疗程,每星期1次。

3.保养期

10次为1个疗程,每10d1次。

4.家居护理

坚持使用精油产品;注意劳逸结合。

第二节 泰式按摩项目

传统泰式按摩已有1000多年的历史,其形式或多或少接近于当前普遍流行的按摩手法。传统泰式按摩是东方身体保健的一部分,以内在能量流动和能量平衡为保健理论基础。东方身体保健的其他部分还包括中式推拿按摩、印度阿育吠陀按摩和日式指压按摩。泰式按摩起源于阿育吠陀医学,在2000多年前进入泰国,结合泰国特有的拉伸手法,印度瑜伽的作用更加显著。

阿育吠陀和中医描绘出了身体的能量网络。历史上,阿育吠陀和泰式按摩涉及人体的7.2万条能量线,这些理论上的能量线被称作生线。为给按摩师们提供指导,根据卧佛寺牌碑上的图案,泰式按摩共使用了10条生线。而中医认为,人体中共有14条经络,这早在2300多年前就有记载。西方世界对于泰国医学,记录在案的第一次评论见于1690年法国外交官西蒙·德拉卢贝尔的观察所记:"在暹罗,如果有人生病了,他会把自己交付给一位精于按捏身体的人,此人会站到病人身上,用脚踩踏病人。"[1]

一、泰式按摩的作用

什么人需要传统泰式按摩呢?如果你的身体正在呐喊:"触摸我""拉伸我""揉捏我""拥抱我""倾听我""安抚我"或"治愈我",那么你就需要接受传统泰式按摩。通常情况下,身体的这些呐喊往往会被忽视。

我们致力于简单而又方便的生活方式,随着休闲时间越来越多,我们想要健康、年轻、毫无痛苦地享受生活。我们始终坚信泰式身体保健中包含这种互动,可以让你同他人一起,共同打开身体和心灵的结节。在多数东方文化中,通过身体接触进行互动的文化基础已有数千年的历史,然而,大多数西方人对此仍然比较陌生。

需要强调的是,传统泰式按摩同媒体炒作的泰国旅游中心按摩院的按摩不同。传统泰式按摩是为了完整、平衡、健康和幸福。泰式按摩意味着身体层面的统一,对所有人来说,它是构成幸福、平衡生活的至关重要的组成部分。

二、泰式身体保健能做什么

练瑜伽是保持身体健康和灵活的有效方式。然而,接受泰式身体保健却是享受瑜伽好处的最简单的方式,因为你根本不需要自己费力去做瑜伽。

在西方,身体僵硬和灵活性下降被视为随着年龄增长不可避免的结果。你的感觉要比你的实际年龄更加重要。泰式身体保健在保持年轻方面具有独特作用。

三、实践中的泰式身体保健

泰式身体保健中所用的很多手法都是为了刺激和促进内部能量的流动,缓解能量阻塞,防止能量平衡受到阻碍,这对保持身体健康、免受疼痛困扰非常有效。

泰式身体保健从仰卧位开始,然后是侧卧位,随后是俯卧位,最后以

---

①几木. 保健按摩泰式[M]. 成都:成都时代出版社,2009.

坐位结束。按摩流程从脚部开始,进行按压、拉伸和弯曲,流程之复杂足以使一位足疗师感到惊讶。腿部姿势多样,以能最好地暴露生线位置为摆放原则。

但是,泰式身体保健是以其操作手法而闻名的。这些按摩手法可以使每一块可接触到的肌肉进行拉伸,拉伸范围以略超过这些肌肉在拮抗肌用力收缩时所达到的位置为原则。在按摩过程中,所有主要关节的运动都与其在自身肌肉力量下的运动形式一样,只是运动范围略超过其在自身肌肉作用下的运动范围。

第三节 瑞典式按摩项目

瑞典按摩是被广泛认可和最常使用的按摩类型。公众通常认为它是一类轻柔浅表的按摩,技巧多样,力度从轻至重。瑞典按摩在机体的表面组织联合应用滑动揉捏振动和摩擦叩击。在按摩期间,按摩师可以根据顾客的需要分别或联合应用以上手法。为了产生流畅、放松、增进循环的按摩效果,通常将这些技术与主动的和被动的运动相结合。[1]

放松按摩和保持健康按摩被认为是瑞典按摩程式。它们的机械放松作用主要是增加全身的血液循环和淋巴回流,同时增加关节的活动范围。

第四节 经络按摩项目

经络按摩是在人体体表,按照经络循行分布和穴位位置,采用一定的手法,施加适当的压力,疏导经络的畅通,增强气血的运行,调整人体器官组织的功能,达到防病治病、养生保健的理疗方法。

---

[1] 瑞典式按摩[J]. 养生汇. 2012, (04).

经络按摩属于外治疗法,把诊断、治疗、防病、保健融为一体,简便易行,疗效显著,不用药物,无副作用,是一种较为理想的祛病强身、延年益寿的自然疗法。

按摩与经络关系密切,经络理论对按摩技术具有重要指导作用,学习按摩必须熟悉"经络所过,取穴所在,脏腑所属,主治所为"。①

经络按摩手法形式多样,大多数手法操作简便,但要经过学习训练熟练掌握。

一、经络的功能和作用

经络学说是中医药学的重要组成部分,是中医研究人体系统的生理功能和病理变化的理论依据,对中医的诊断和治疗,以及针灸、按摩等,都具有重要的指导作用。

(一)经络的生理功能

1.经络是全身信息传递的通道,具有联系脏腑、肢体的作用

人体的五脏六腑、四肢百骸、五官九窍、皮肉筋骨等组织器官,各有不同的生理功能,但共同进行着有机的整体活动,使人体内外、上下保持着协调统一,构成一个有机的整体。而这种互相联系、有机配合,主要是依靠经络的联系沟通作用来完成的。

2.经络是全身气血运行的通道,具有运行气血、濡养周身的功能

气血是人体生命活动的原动力和营养物质,人体的各个脏腑组织器官,均必须有气血的温养,才能维持正常的生理活动。而气血所以能够通达全身,又必须通过经络的传送输注。

(二)经络的病理作用——经络是病邪传注的途径

外邪是致病的外因,外邪包括风、火、暑、湿、燥、寒,中医又称为六淫。外邪先侵袭人体体表,而后沿经络由表入里、由浅入深,传变到脏腑。如初病时发热、恶寒,重则累及脏腑。正如《黄帝内经·素问·皮部》中所说:"邪客于皮则腠理开,开则邪人客于络脉,络脉满则注于经脉,经脉满则入舍于脏腑也。"

---

① 姜颂彭. 经络按摩养生图典[M]. 上海:上海科学普及出版社,2009.

经络是脏腑组织器官内部病变相互影响的渠道。内部疾病起因较复杂,如七情:喜、怒、哀、思、悲、恐、惊,或者其他病机。内部某处生病,会沿经络传变到其他组织器官。如肝有病,会影响到胃、脾;肾有病,会引起腰痛;高血压会引起头痛等。

(三)经络的治疗作用

疾病有归经,中草药有归经,经络对中医治病用药,具有重要的指导作用,中医学家强调"凡治病,不明脏腑经络,开口动手便错"(明·喻嘉言《医旨全书》)。

常言说:"通则不痛,痛则不通。"经络不通会使人体发生病痛。穴位是分布在经络上接受刺激的敏感点,针灸或按摩这些敏感点,可疏通经气,通过经络的传导作用,激发机体内部各组织器官的气血运营,调节身体的活动能力和阴阳平衡起到治疗疾病的作用。

经络疗法的重点在于选择穴位。穴位选择的原则,一是在患病处的附近取穴;二是循经联络脏腑的特定穴,一般距离患病处比较远,远取穴位往往是更重要的穴位。《四总穴歌》说:"肚腹三里留,腰背委中求,头项寻列缺,口面合谷收。"就是循经远取穴位的例子。

二、经络对人体生命的重要意义

中国科学界泰斗钱学森曾说:"生命科学中隐藏着一个谜,破译这个谜会使人类产生革命性影响,解开这个谜的钥匙可能是经络。"

对经络研究作出突出贡献的祝总骧教授认为,经络对人体的健康起着决定性的作用,是人体的总的控制系统和保健系统,经络是打开关系生理活动的人体科学乃至生物科学门户的一把金钥匙。祝教授等人经过对经络的长期研究,结合中医经络理论,认为经络对人体的生理活动有着重要意义:人体系统是一个有机的整体,人与外界也是一个有机联系的系统整体,整个人体系统既有内在组织器官的信息联系网络,也有人体与外界联系的信息网站,人体的经络系统就是传导这些内外信息,并且是调节、控制、监督、保护人体各种机能正常运转的生理系统。经络应日月星辰之运动,顺四时季节之变化,适地理环境之迁移,促信息气血之传导,是联系天、地、人的纽带,组成了一个控制人体生理活动、保持人的生命健康的网络系统。

经络在人体生理活动中具有如此重要的作用,因此经络与人体的健康密切相关。健康人的身体,其经络一定运行正常、气血畅通。如果一个人的饮食失节、劳逸失度、起居失常、外邪侵犯过强,以至于超过了人的经络自我调节控制能力,或者由于某种原因造成经络运行气血不能畅通,那么就会影响身体健康,即中医所说阴阳失调,用现代话来说就是身体机能失去平衡,就会造成疾病的发生,也就是人们常说的"通则不痛、痛则不通"。经络严重堵塞就会使病情加重,甚至导致死亡。

经络的存在及其重要性,许多人还不了解它、不认识它。一旦真正认识了它,掌握了它,自觉地利用它,那么人体的健康就掌握在自己的手里。

第五节 热石按摩项目

热石按摩同传统按摩一样,但是按摩师除了用手以外,也使用热石。加热的、油光的石头沿着身体滑动,在刺激着、温暖着顾客的关节和肌肉组织的同时,也带来一种放松的感受,加速了顾客的血液循环,帮助排毒。热石也可以被放置在顾客身体的上部或下部,以增强这种效果。

大多数的热石按摩一般使用加热的石头,但凉石也能用来刺激身体的肌肉,减轻炎症,帮助消除疼痛,提升肌体敏感度。[①]

一、热石按摩的基本要素

许多人第一次听说热石按摩的时候,认为是把石头简单地放在身体上面,按摩师很少用手来进行接触,这是一种误解。静态放置加热的石头是一个要素,但同时专业的热石按摩也需要按摩师们手握光滑、浸油

---

① (美)莱斯利·布鲁德(LeslieBruder). 热石按摩疗法 三维按摩技术[M]. 天津:天津科技翻译出版公司,2013.

的按摩石进行传统的各种手法的按摩。顾客感受到的按摩体验同时来自按摩师手的接触和石头的热度。如果有顾客说:"我简直分不清是你的手还是石头在按摩!"这样的话,你就知道你的热石按摩成功了,以至于顾客体验到的手和石头的感觉是一样的了。

除此以外,手有一种按摩石所没有的敏感性,许多与顾客的交流反馈是通过按摩师的手来进行的。像这样石头和手之间精准结合,就创造出了热石按摩的独特体验。

二、热石按摩的益处

(一)引导放松

石头的这种穿透性热度能马上引导顾客进行深度的放松,使顾客释放了压力、舒缓了神经系统。这就像专为安抚焦虑、紧张而进行的一次热水浴,帮助你在一天的紧张工作后很快入睡。

(二)用热度放松肌肉

热石实际上只是用热度来为顾客进行按摩,而不只是把这个热度施加在顾客身上。虽然按摩师们可以加热他们的手或者使用的按摩油,但是这个热度仅会维持几秒钟。除此之外电热垫、热谷物袋、热凝胶垫或者热香膏虽然也能用来加热身体的某个部位,但是,这些材料没有一个可以用于按摩。

(三)化瘀消肿

凉石按摩能够帮助消除严重的受伤或者炎症的反应造成的肿胀,防止液体渗入伤口。凉石按摩有助消除眼部浮肿,也可以用于面部按摩。

(四)止痛

用凉石按摩可以缓解疼痛、提高疼痛的"门槛"。特别对于将要达到阈值的疼痛,效果明显。将凉石用在受伤的关节上,可以增加关节活动的范围。但是需要谨慎地使用凉石,因为石头的止痛效果可能会使你忽略一些受伤后不允许从事的活动。

第六节 阿育吠陀项目

一、概述

阿育吠陀瑜伽有狭义和广义的理解。

狭义上说,阿育吠陀瑜伽就是利用阿育吠陀的基本原则来指导瑜伽实践。特别是哈达瑜伽体位法和调息法,利用阿育吠陀的基本原则十分重要。人体是一个复杂的身心系统,哈达体位、调息对于不同体质的人具有不同的意义。脱离个体具体的体质特征,而毫无区分地从事高强度的体位习练和调息实践,会带来不少问题,甚至带来瑜伽伤害。广义上说,阿育吠陀本身就是一种瑜伽实践的艺术。①

二、阿育吠陀瑜伽的重要性

在瑜伽的发展中,瑜伽师逐渐认识到身体对于意识转化的重要性,开始发展起独立的哈达瑜伽。当代的哈达瑜伽则把瑜伽的核心集中在身体上,以致哈达瑜伽成了身体的瑜伽。之所以出现这样的局面,首先是因为西方人注意到了哈达瑜伽给身体带来的变化,尤其是在减压、减肥、塑形、养生、静心、物理治疗方面等的作用;其次是因为哈达瑜伽体位法这一运动的形式对于人的个性彰显、自信确立方面具有明显的作用;再次则是西方运动生理学、解剖学的发展使得哈达瑜伽在科学的精细化层面上得到了快速发展。

阿育吠陀瑜伽充分认识到我们当代人面临的种种身心压力,把瑜伽,特别是哈达瑜伽视为一种减缓压力、自我疗愈的重要方式。

三、阿育吠陀瑜伽解决什么问题

阿育吠陀瑜伽关注我们人的整体健康,主要帮助我们解决3个层面的问题:身体层面、心理层面、精神层面的问题。

---

① 排毒、调理身心阿育吠陀疗法[J]. 健康与美容(上半月),2014(01):222-223.

(一)身体健康

基于对人的整体性认识,阿育吠陀瑜伽能够比传统的哈达瑜伽或当代哈达瑜伽更有效地处理身体的问题。换言之,阿育吠陀瑜伽通过自然疗法,让我们有效地增强免疫力,摆脱亚健康以及一般性的疾病。我们常常说,健康是人生第一要务。健康是1,财富、名声等是1后面的0,没有健康这个1,后面再多的0也没有意义。但身体如何才能健康呢? 这包含了很多的健康艺术。

(二)心理健康

心理问题主要表现在情绪上。阿育吠陀瑜伽始终关心人的心理意识,其独立的哲学基础建立在数论和吠檀多的基础上。

(三)精神健康

人在世上,不仅需要维持身体的、心理的健康,更要维持精神的健康。

第五章 文饰美容技术

第一节 文眉术

文眉术通过近十几年的发展，已有多种方法，大大提高了效果，美容工作者应根据具体情况加以应用。除了古老的手工文眉外，现今文眉的种类如下。

一、文眉种类

(一)自然文眉术(常规文眉术)

在原眉的基础上，通过化妆技巧与整体设计，描画出最佳眉形，再用适合于受术者发色、眉色，又柔和于肤色的专业文眉液，均匀而有层次地文刺于面部修整好的眉形内，用"连续点状法"与"连续交叉法"相互交织，眉头可用"点刮法"按眉头、眉尾的走向文，文后自然真实，可使之长期留于眉区部。[①]

(二)仿真文眉术

在基础较好的原眉之上，可以稍加修理，采用"连续点状法"或"点刮法"使文刺后的眉区内，原眉毛与文色融为一体，疏密恰当，在效果上达到仿真效果。

(三)立体文眉术

在文刺手法上区别于以往的"点状法"或"连续交叉法"，而是采用"线条续段法"及"线条质感法"的手法，划出形似眉毛走向的线条，线路有一定的方向性，按原眉毛生长方向，为上斜线形、下斜线形，在视觉上

---

① 王淑春，赵洪遽，徐淑卉. 改良立体文眉术[J]. 中国医学美学美容杂志，1995
(04):219.

产生立体的效果。

(四)配色文眉术

是采用2种或2种以上的文眉色料,分别在眉区内,根据眉形、肤色、结合化妆知识来调配色料,一遍又一遍地文刺,使其有层次感、真实感。

(五)"种"眉术

"种"眉,是指使用手针或文眉机采用"点刺"或"点刮"的手法,在原眉区内的毛囊内进行染色,使眉毛根部产生点状,如同一根一根的眉毛。

(六)绣眉术

是用8~12根针组成的排针,也称针片,固定在手柄上。在设计好的眉形上按眉毛的走势方向,做"全导针"针法、"前导针"针法及"后导针"针法,使皮肤上留下一排排整齐的、由点状组成的线条,形态逼真。绣眉的配色,根据肤色来定。如白肤色,选择偏浅色、浅咖啡色加深咖啡色调配或深浅咖啡加入灰色;而深肤色选择偏深色,如深咖啡色加入深灰色。

上述文眉种类在文眉时,可结合具体的人、具体情况灵活运用,总之要朝文出自然的眉毛形态的目标去进行操作。

二、适应证

文眉的适应证有以下10种:①整个眉毛稀疏、散乱者。②双侧眉毛浅淡者。③眉毛残缺不全,如断眉、半截眉(有头无尾、有尾无头)者。④原眉形不理想者。⑤双侧眉形不对称者。⑥外伤引起的眉毛缺损、眉中有瘢痕者。⑦某些病症引起的眉毛发白、眉毛脱落者。⑧职业需要及美容爱好者。⑨不会化妆或没有时间化妆者。⑩外科切眉术后无眉毛者。

在下列情况,文眉应被列为禁忌或暂不宜进行:①眉部皮肤有炎症、皮疹或过敏者。②眉部有新近外伤者。③患有传染性皮肤病者。④瘢痕体质或过敏体质者。⑤精神、情绪不正常或期望值过高者。⑥患有糖尿病、高血压、心脏病者。⑦面神经麻痹者。⑧对文眉犹豫、亲属不同意者也应列为暂时性的禁忌。

三、操作方法

(一)物品准备

色料、文眉机、文眉针、文眉杯、麻药(如1%~2%的丁卡因棉片)等。

(二)眉形设计

在文眉前要进行眉形设计。在设计眉形时一定要根据受术者的脸型、年龄、职业、气质与爱好进行构想,与受术者沟通,指出优点,找出不足,扬长避短,深思熟虑,意在笔尖,要考虑受术者的脸型、眼型、眉毛的条件及对称与否,以及肤色、发色与眉色进行全面综合考虑,设计出最适合受术者的眉形。

1.圆脸

眉形设计重点放在拉长脸形上,可选择升眉或眉形呈自然弧度;避免眉形过直、过细。

2.正方形脸

眉形设计重点放在使面部柔和些,眉形宜长,并稍有角度。避免眉形过于棱角化或过于圆滑化。

3.长形脸

眉形设计重点以缩短脸形为目的,可采用水平眉把脸拉宽的感觉,比较合适。避免眉形上挑。

4.正三角形脸(倒瓜子脸)

眉形设计重点放在扩大颞部上,眉峰的位置尽量靠外。视觉颞部增宽。避免眉峰位置在1/2上。

5.倒三角形脸(瓜子脸)

眉形设计重点放在缩小颞部上。眉峰上挑整个眉形可圆滑些。避免眉峰靠外或位置在3/4上。

6.菱形脸(鹅蛋脸)

眉形设计重点同样放在扩大颞部上,眉峰靠外,眉梢水平。

(三)操作程序

(1)美容医师右手垂直持机,蘸取文刺液(最好是关机蘸取药液),以免针尖与戒指杯底部发生撞机。

（2）靠腕力、手中握力和指力三力合一，顺手势方向从眉头至眉梢快速漂浮式交叉，来回划2～3遍，不必采用刺的动作，这样文出的线路由无数个小点组成，针的来回划动如"钟"的摆动一样，规律准确。

（3）在所画范围内，均匀着色，手要灵活，用力要均。

（4）棉球擦拭术野，观察其着色情况，看清眉毛稀疏部位。

（5）浅色定双眉，即当一侧眉毛上色3遍左右后，不要急于加色，待另一侧眉形定位，即两侧眉形大致相同后，再加深颜色。

（6）眉毛稀少的部分重点着色，边擦边文边观察。

（7）掌握层次，外浅里稍深，头尾浅，中间深。仔细察看，两侧眉形高低是否一致，长短是否协调，宽窄是否合适，寻找出不满意的地方。

（1）受术者满意后，在局部涂擦少许眼药膏，清除浮色及预防感染。

（四）术后医嘱

（1）术后24h内不沾热水，预防脱色。

（2）术后3～7d局部表面结痂，使其自然脱色，颜色比当时文得要浅淡些。

（3）术后1个月左右来补色1次，半年之内可行第二次补色。

（4）术后修理眉形，眉形以外的毛应随时修掉，保持眉形完美。

四、注意事项

（1）认真询问是否为瘢痕体质或过敏体质。

（2）切忌画框文眉。

（3）切忌局麻文眉（容易跑型，文后不对称）。

（4）切忌刮光眉毛再文（失去立体效果）。

（5）切忌文刺过深，严禁超过1mm。

（6）切忌针尖对准病人眼球，以防"飞针"。

（7）操作中，如受术者感到疼痛时，局部可涂抹0.5%～2%的丁卡因表面麻醉。

（8）操作中不上色的原因及处理如下：①操作中，手法过于轻缓，文刺太浅,脱痂后看不出文刺的痕迹,半个月或1个月后可通过补色的方法来补救。②受术者皮肤性质为油性,尤其是"T"带部分,毛孔较粗大,文刺浅了不上色,文刺深了渗出液多。处理方法为:在文刺前用75%的酒精棉球在双眉部涂擦几遍,达到脱脂的目的。另外,在整个文刺过程中,尽量少用眼药膏涂擦,避免油性过大,等全部过程完成后,再涂抹眼药膏消炎。③机器方面:其一文眉机转速慢;其二针尖外露过长,药液不能及时通过针帽到达针尖部分;其三,操作中,针尖与色料金属杯强行接触,致使针尖钝粗,出现划痕现象。处理方法:挑选文眉机应选功率大、转速快的,针尖的长短可通过针帽来回调节,采用关机蘸药液或及时调换新针。

(9)交叉感染。可通过血液、渗出液、泪液、唾液等进行传播,若不注意,易造成医源性交叉感染,如发生,需请专科医生处理。防治方法:文眉器具要定期用有杀灭病毒的新型消毒液或高压灭菌消毒,做到一人一针、一杯、一帽。

(10)消毒剂过敏。纹饰技术的常规消毒,一般使用1%的新洁尔灭。如新洁尔灭过敏,表现为局部潮红。防治方法:应及时脱离过敏原,改用生理盐水棉球为皮肤消毒。

(11)脱色。一般文眉术后3~7d,局部脱痂,文色变浅,这是正常的现象。如果脱色严重,则首先正确掌握文刺的深度,注意受术者的皮肤性质,是油性,则不易上色,易脱色,同时术后24h内不能用热水洗脸,以防脱色。

(12)则有心理障碍,应先行心理治疗,等心理调适正常后方可文眉。

五、并发症

(一)色料过敏

表现为局部红肿,有血性渗出液。局部皮肤发痒、发白、脱皮,甚至文眉区皮肤高出正常皮肤组织等症状。病程长,经久不愈。防治方法:用地塞米松5mL制成的混合液体,用纱布浸湿后,敷在眉区部20min左右,再用庆大霉素1支涂抹局部,二者可交替进行,1~2次/d。口服抗过敏药。待红肿期消退,可行激光祛文眉或电针烧灼处理,去除过敏原。

(二)局部感染

表现为眉区部毛囊炎,有小脓点,局部红肿,受术者自感疼痛,热、胀。防治方法:用生理盐水或新洁尔灭清洗感染部位,外敷消炎药,并全身应用抗生素治疗。注意在平时的操作中,严格无菌技术,预防感染。嘱患者,文眉后注意局部卫生。

(三)眉形不满

当眉形不美时可用激光洗眉,也可行手术切除不满意眉形。

第二节 文眼线术

一、适应证及禁忌证

(一)文眼线适应证

一是睫毛稀少,睑缘苍白,眼睛暗淡无神者。

二是双眼皮者(大眼、小眼均可)。

三是眼型不佳者。

四是重睑术过宽,长期不能恢复者。

五是眼袋术后,下睑过宽者。

六是长期佩戴隐形眼镜者。

七是求美者的个人爱好与职业要求。

(二)文眼线禁忌证

一是患有眼部疾病患者,如睑缘炎、结膜炎者或患有眼球外突者。

二是单眼皮或上眼睑松垂者,不宜文上眼线,但可在行重睑术后施术。

三是眼袋术后,下睑缘严重外翻者。

四是过敏体质及瘢痕体质者。

五是某些原因引起的眼球外突者。

(三)眼线设计应注意以下两点

(1)文上眼线的内眦角应与上睑缘外侧相伴而行,中间弧度应进行宽窄的调整,外眦角要进行上扬与下斜程序的调整。文下眼线的内眦角应与泪小点平行而过,中间的弧度走势应注意进行靠里、靠外的调整,外眦角要进行粗细、拉长上翘的调整。[①]

(2)标准眼线确立原则,见表5-1。

表5-1 眼线确立原则

	下眼线	上眼线
标准位置	在下睑睫毛根部与灰线之间	在上睑睫毛根部及外侧。一般不超过最后一排睫毛
基本形态	前细后略宽,内一外三;下眼线比例占3/10	前细后宽,内三外七;上眼线比例占7/10
基本形态	从内眦角到外眦角前细后宽的部分,即下外眼角线,向外稍加宽,向后略加长	从内眦角向外眦角逐渐加宽,尾部微微上翘。外眦角上翘部分,即上外眼角线,有锐角、钝角之分
起角规律	似有非有	尾端留3~4根睫毛时向外上方起角,形成钝角,加宽的线条与外延的部分形成锐角
纹饰色彩	前浅后稍重	色彩略浓厚

(四)文眼线原则要注意以下2点

(1)在眼线设计上,前细后宽,前浅后重;形随眼变,不离睫毛。

(2)在眼线运笔上,稳而不抖,准而不偏;线条流畅,着色均匀。

二、操作方法

1. 准 备

文眼线工具准备同文眉术。

2. 局部消毒

用1:1000新洁尔灭棉球消毒眼部,必要时用少许金霉素眼药膏为眼部卸妆,即擦掉眼影、眼线液及睫毛膏。

---

①王丽,刘跃珍,杨志辉. 谈文眼线适应证的选择[J]. 中国医学美学美容杂志,1994
(04):233.

3.麻醉方法

眼睛是面部最敏感的部位,所以在行文眼线术时,应根据受术者的具体情况来选择局部麻醉的方法。现将3种局部麻醉方法介绍如下。

(1)表面麻醉的操作方法:①此法适用于对疼痛耐受性较好或近日不想眼部有明显肿胀的受术者;②术前3～5min均用棉签蘸少量1%～2%的丁卡因液或2%的利多卡因液,在上、下睑缘部位来回轻涂。有佩戴隐形眼镜者应取下,放入生理盐水中暂存;③在刺破皮肤后,还应反复地涂抹麻药。原则上是文刺一遍,涂抹一遍麻药,这样效果会更好一些;④麻药的浓度应控制在3%以下,因浓度越高,反应越重,会产生结膜充血,甚至造成角膜剥脱现象;⑤涂抹麻药时,手法宜轻柔,药液少沾,勿触及球结膜(尤其是高浓度麻药);⑥文刺术后应用氯霉素眼药水2～3滴冲洗眼球,嘱病人眼球来回转动。每晚点氯霉素眼药水1次,连续3d。

(2)局部浸润麻醉的操作方法:①术前应详细询问受术者有无麻醉过敏史。②眼部常规皮肤消毒,即用1:1000新洁尔灭棉球擦拭。③用一次性注射器抽取2%的利多卡因2mL加3滴1:1000肾上腺素。④嘱受术者轻闭双眼,术者在一侧眼睛的外眦角部沿下睑或上睑进针做成皮下连续皮丘。也可使针尖从外眦直接进入至内眦下睑缘或上睑缘,边退针边推药做成皮丘(或者下眼睑分成两次进针,上眼睑也一样)。一侧下睑或上睑各用0.5mL麻药。⑤利多卡因加上肾上腺素有延长作用时间和止血的功能,但个别敏感的受术者可出现心悸、脉快、血压升高等体征,此时应立即停药,对症处理,改用利多卡因即可。⑥有高血压、甲状腺功能亢进病史者应禁用。⑦由于是局部浸润麻醉,文眼线术后局部水肿明显,应24h内间断做冷敷。

(3)区域阻滞麻醉的操作方法:①局部用75%的酒精消毒皮肤。②文下眼线时,可行眶下神经阻滞麻醉(眶下孔位于眶下缘中点下方0.5～1cm处,其中有眶下神经、眶下动脉和眶下静脉通过。眶下神经为上颌神经的主支,它向前经眶下裂入眶,经眶下沟通过眶下管出眶下孔,分布于下睑、外鼻及唇的皮肤)。在鼻翼旁开约1cm处20°角进针,回抽无回血可推入2%的利多卡因1mL左右,以阻滞眶下神经。拔出针后,应立即用棉签按压注射部位 1min 左右,防止出现红肿。③若只文眼线,下眼线麻醉也可打在眶下裂,也能阻止麻醉眶下神经,若受术者即文眼线又文唇,则要打在眶下孔,这样既麻醉了下眼线又麻醉了上唇。④文上眼线时,行眶上神经和滑车神经的阻滞麻醉。眶上切迹位于眶上缘内 1/3 交界处,其中有眶上神经、眶上动脉及眶上静脉通过(分布于上睑及额、顶部皮肤),在正中线旁开 2.5cm 左右眉弓缘进针,此处触摸有一明显的凹陷,压迫有酸、胀麻的感觉处就是眶上切迹。嘱受术者眼睛向下看(防止误伤眼球),持注射器与皮肤呈 45°角斜向上进针,有落空感后,回抽确定无回血可推入 2% 的利多卡因 1mL 左右,拔针后按压针眼 1min 左右。⑤一般在麻药注入 5～8min 后可行文眼线术,否则麻醉不完全时,受术者会稍感疼痛。⑥注射部位应准确,防止因动眼的阻滞而造成暂时性的上睑下垂,如遇此情况,一般在 40～60min 后此现象会自动消失,不必做任何处理。

4. 操 作

右手垂直持机,蘸少许眼线药液,沿上下眼线的标准位置进行反复多次的文刺,手要稳,边文边擦,先文出细线条,再根据标准逐渐加宽,致使眼线成形。一般先文两侧下眼线,再文两侧上眼线,便于受术者观察对称情况。

5. 术后医嘱

(1)术后 24h 内间断冷敷,便于局部消除肿胀,禁止热敷。

(2)术后 24h 内可用凉水洗脸,但不可沾热水,以防脱色。

(3)如局部因注射麻醉药造成淤血时,在术后 2d 可做热敷消除淤血。

(4)术后勿用手揉搓眼部,3～7d 后自然脱痂。

(5)术后 1～6 个月内补色 1 次。

三、注意事项

(1)术前详细询问受术者有无麻醉过敏史,是否为瘢痕体质或过敏体质。

(2)文饰器具严格消毒。防止交叉感染,做到一人一针、一杯、一帽。

(3)严格检查文眉机,防止出现"飞针"现象。

（4）有凝血机制障碍者或月经期，不应文眼线。

（5）文刺术后应做间断冷敷减轻肿胀，严禁热敷。

（6）切忌文刺过深，造成洇色。

（7）切忌文满上下睑缘，以免触及睑缘后，破坏睑板腺开口。

（8）切忌下眼线全部文在睫毛根外侧，否则有"大熊猫"的感觉。

（9）切忌上眼线高点文在瞳孔内侧缘上，以免造成"三角眼"。

（10）切忌上眼线尾端上翘的部分过分夸张。

（11）切忌上下眼线尾端在外眦部相交重合，避免有框死的感觉。

四、并发症

（一）皮下瘀血

由于注射器注射麻药刺破血管，造成皮下出血，皮肤表现青紫色。处理、治疗方法：术后第二天热敷，利于吸收，7~10d不需治疗，即可自行吸收。

（二）眼睑肿胀

主要由于注射麻药和文刺后组织损伤，反应性组织水肿1~2d可恢复正常。

（三）眼线洇色

是黑色药液在文刺后至皮内向四周扩散、渗透。主要原因如下：①动作粗暴，文刺太深，色料饱和，色料过多地进入组织间隙或细胞内，有部分色料不能被组织吸附，随组织流动扩散，达到网状层次下。②本身眼皮组织疏松，组织间液过多，不利于色料的吸附，色料容易扩散。③刺破真皮下血管，色料随血液扩散。④注射麻药针头粗，色料随针眼进入组织中，向眼线外组织扩散。⑤使用劣质眼线液，易流动，吸附力差，易扩散。⑥术后当天热敷，造成血管扩张，血液流动加快，血管通透性增强，处在不稳定的色料即可随血流扩散。防治方法：一旦出现眼线洇色，可采用激光去除的方法，此法可去除干净，不留瘢痕。

（四）局部感染

由于文眼线过程中或术后卫生注意不当，当机体免疫力下降时，会造成眼局部感染。轻者可通过眼局部点抗生素眼药水或眼药膏治疗,病情较重者,可口服适量消炎药或肌肉注射抗生素治疗,3～5d可痊愈。

(五)过敏、色料过敏

表现为局部红肿、发痒、脱皮,甚至文眼线区皮肤高出正常皮肤组织,久治不愈。治疗方法:①抗过敏治疗,如服用抗过敏药阿司咪唑或氯苯那敏;②激光去除过敏原(文眼线色料),色料去除后过敏原消失,过敏现象也随之消失。

第三节 文唇术

一、适应证及禁忌证

(一)文唇适应证

(1)唇红线边缘不整齐,不明显、不对称者。

(2)唇型不理想者。

(3)唇色不佳者。

(4)唇部整形术后留有瘢痕者。

(二)文唇禁忌证

(1)唇部有疾患者。

(2)皮肤病、过敏性体质及瘢痕体质。

(3)犹豫不定及精神不正常者。

(4)期望值过高不能切合实际者。

二、操作方法

(一)唇型设计

1.标准唇的画法

标准唇的唇型画法应依靠唇峰位置而定。常见的唇峰位置为从口角至唇中有1/3唇峰者,有1/2唇峰者,也有2/3唇峰者。应参照个人的脸型而定。[①]

2.文唇的设计

唇型设计是文唇线的前提,文好唇线是文全唇的关键,这实质上就是一种艺术再创造的过程。人的嘴唇长相各异,原生唇不理想的地方,就要通过文唇术的技巧手法来修补,使其变成标准的、美丽动人的红唇。

(二)准备工作

物品准备、文唇的色料、文唇机器、消毒及麻醉用品等与文眼线术基本相同。

(三)麻醉方法

文唇术包括文唇线和文全唇。其麻醉方法如同文眼线术一样,应根据受术者的具体情况来选择局部麻醉方法的任何一种,也可选择其中2种方法并用。

1.行表面麻醉的操作方法

在受术者画好唇线的前提下,用2%~3%丁卡因液浸湿棉片,敷在唇部20min左右。

当受术者唇部有麻木、厚重的感觉时,即可开始文唇线。

在文刺时,可用丁卡因液反复涂抹,如在文全唇出血较多时,可用棉签蘸少许的肾上腺素药液进行涂抹,或丁卡因、肾上腺素2种交替反复地涂抹唇部。

2.行浸润麻醉的操作方法

局部常规消毒,用1:1000新洁尔灭棉球消毒唇部,如有口红,应用金霉素眼药膏少许擦拭卸妆。

用一次性注射器抽取2%的鲁卡因肾上腺素5mL,或用2%的利多卡因,在红唇部分分4次进针,即上下唇各进针2次。

先从上唇一侧嘴角避开血管进针,针尖与皮肤平行,沿红唇做连续皮丘,边推药边进针(或边退边推药)到唇珠为止。再从唇珠向嘴角做连续皮丘。也可从另一侧嘴角按同样的方法进行,下唇同上唇。

---

①王莉.文唇术的操作技巧[J].临床医学美容学杂志,2000,6(01):24-25.

用此种方法麻醉,术后24h内唇部应做间断冷敷,利于消肿。

3.行阻滞麻醉的操作方法

上唇麻醉时,用左手食指于眶下缘中点下6~8cm处摸到眶下孔,在鼻翼旁开约1cm处进针,回吸无血时,方可注射2%的普鲁卡因肾上腺素或2%的利多卡因0.5~3cm,拔针后按压针眼1min。

下唇麻醉时,可阻滞颏神经,颏神经是下牙槽神经的终支。颏孔位于第一、第二双尖牙之间下方,下颌骨体上下缘中点略上方,距中线约2.5~3cm,左右对称,与眶下孔垂直,左食指触摸颏孔,在颏孔后上方向前下穿刺,进入颏孔后注药1mL,或在相当于颏孔处的骨面上注药。

(四)操作步骤

(1)受术者认可所画的唇线,并签订手术协议书。

(2)如选用的是黏膜表面麻醉,此时,用棉片浸入一些麻醉药敷唇。如选用局部麻醉,在唇线设计好后,采用局部注射法。

(3)术者戴手套,蘸少许配好的文全唇药液,左手固定唇部皮肤,右手垂直持机,沿设计好的唇线位置进行文刺。

(4)将针垂直均匀刺入皮肤,采用线条续段法,把整个唇线文刺一遍,用棉签蘸少许肾上腺素药液,在文刺后的唇线上轻轻擦拭(减少出血),如是表面麻醉,需反复涂抹1%~2%的丁卡因行黏膜表面麻醉,或者用2%的利多卡因,一般是边文边擦,动作要轻,减轻局部肿胀现象,如是局部麻醉则不需再涂麻药,直到文唇结束,若麻醉不全。可行局部表面麻醉。反复文刺至唇线成型。

(5)唇线成型后,再行文全唇术,边文边擦边观察上色情况,直至上色均匀,术者及受术者双方满意为止。

(6)术后常规涂抹抗生素软膏,预防感染。

(五)术后医嘱

(1)术后24h内做间断冷敷,消除局部肿胀现象。

(2)每晚局部涂抹抗生素软膏滋润唇部,以防干裂、脱皮。

(3)术后口服3d抗生素药。

(4)术后当日禁吃热、烫、辣食物,多吃蔬菜、水果。

(5)饭后用淡盐水或清水漱口,保持唇部清洁。

(6)术后3~7d脱痂,颜色变浅,1个月后至半年之内补色2次。

三、注意事项

(1)认真询问是否瘢痕体质或过敏体质。

(2)防止交叉感染,文唇器具消毒,做到一人一针、一杯、一帽。

(3)消毒剂,麻醉药过敏(应术前询问)。

(4)防"飞"针,提前检查好机器。

(5)切忌文唇调色加棕色色料,以免文后颜色发黑。

(6)切忌局麻前未设计好唇型,麻醉后再设计唇型,易出现偏差。

(7)切忌唇型设计夸张,唇线扩出太多。

(8)切忌文刺太深,造成唇的边缘出现瘢痕。

(9)色料选择一定要让受术者认同,色料要与机体的血液、组织液发生反应,每个人反应出的颜色是不同的。

四、并发症

(一)唇部疱疹

术后3~30d出现呈粟粒至绿豆状大小不等的水疱,多密集成片,同时伴有唇部轻度肿胀。治疗方法:口服抗病毒药,连续3~5d。

(二)唇部感染

唇痂厚积,痂下有黄色脓性分泌物流出,自感局部疼痛明显,肿胀显著,周边皮肤红肿。

文唇术无疑会给局部带来创伤,增加细菌进入体内的机会。在操作过程中应严格无菌操作,对所用的色料、器械、材料必须经过灭菌。文唇术应选择口腔无溃疡和周边皮肤无感染灶存在的时机进行,术后保持局部干燥,消除适于细菌滋生的环境。治疗以肌注青霉素80万U,2次/d,连续4d后肿胀可明显减轻,唇痂干燥,疼痛缓解。

(三)唇部着色过深

唇部颜色紫黑,与正常红唇颜色反差较大,影响美观。可能与色素进入血液发生反应有关,具体发生机理还有待进一步观察和研究。可采用医用电离子机或激光去色,应注意操作时电凝组织切勿太深,以免引起瘢痕。激光去色安全效果好,无瘢痕。

(四)色料过敏

文唇后色料造成组织过敏,表现为唇部红肿,有渗出液、痒、痛、脱皮,唇部黏膜发硬,病程长,久治不愈。治疗方法:①抗过敏治疗;②激光去除过敏原,用激光去除文唇色料。

第四节 文乳晕术

乳房半球形的中央及其稍外和稍下方有一色深的圆形皮肤,称乳晕。乳晕的正中有小锥形突起,为乳头。乳晕和乳头在处女期呈红色;怀孕初期颜色变深,随着孕期的逐渐增长,乳头和乳晕变为深褐色,甚至黑色;妊娠过后,颜色又逐渐变浅,但不能完全消退。

乳晕的表面有许多小结节,为乳晕腺或蒙高马利腺。乳晕腺为一种皮脂腺,在哺乳期间特别发达,可分泌一种类脂质,对乳头有保护作用。乳头和乳晕的皮肤甚薄,几乎没有皮下脂肪,但有汗腺、皮脂腺、平滑肌和周围皮肤血管相连的致密血管网。

一、适应证

由于皮肤病或乳房手术使乳晕缺如,或乳晕部分为扁平瘢痕,或色素脱失变白、色素变浅者。先天性的乳晕过小,颜色过浅而要求乳晕增大、色泽美观者。[1]

二、操作方法

先画出应文的范围,若一侧有乳晕,则缺如侧可参考有乳晕一侧的大小、形状进行设计。若两侧乳晕均缺如,则应与受术者协商所文乳晕的大小,一般以直径3～4cm为佳,不可过大。

---

①武强华.乳晕[J].诗刊,2014(14):4-6.

配制色料。用一小白色瓷碟将棕红咖啡色、肉色等文饰色料混合配色,使之与两侧乳晕颜色接近。而两侧乳晕均无时,则配色也应与受术者商量。所配色料应足够,以免不够时再次配色料,导致2种颜色不一致。

局部消毒好后,采用文饰机蘸色料进行文饰,一般先文出外圈轮廓,然后再文内侧部分。

三、注意事项

(1)术前对色料的配色一定要认真。将几种色料配在一起时,哪种色料多,哪种色料少,必须细心配制、反复比较才能配制出较为满意的颜色。

(2)文饰完毕,局部可涂抹四环素软膏加以保护,1周内不能沾水,结痂后应让其自行脱落。

(3)如术后两侧乳晕颜色深浅不一,补色最好待术后3周后再进行。

四、并发症

(一)脱色

文饰后,由于色料吸收不一或文刺的深浅不一,会使乳晕某个部位脱色或大部分脱色。此时,可在3周后进行补色。

(二)两侧乳晕色泽不一致

这主要表现在一侧乳晕本来的色泽和文饰后形成的另一侧乳晕色泽不一致的情况。而两侧如都是文饰后形成的乳晕,色泽一般多可一致。遇到这种情况可在文饰侧进行褪色或补色治疗,使两侧尽量一致。

第五节 其他部位文饰术

除上述眉、眼、唇3个部位的文饰术外,临床上常遇到的是文胡须、文鬓角、文头皮瘢痕、文口唇白斑,也有文腮红、文眼影、文鼻孔内阴影、文美人痣及文身者。其所需文饰用品及方法和注意事项及并发症均可参考文眉、文眼线、文唇术。本节仅介绍这些部位的文饰原则及注意事项。①

一、文胡须

文胡须也称补文胡须。有时外伤后或整形术后胡须部位会留有不同程度的条状瘢痕,影响面部的美观和胡须的对称。可用黑色色料采用小点状进行文刺,边文边用棉球擦拭,观察其着色情况,与边缘胡须连接,达到以假乱真的目的。口周部位文胡须需注意严格消毒,由于是危险三角区,针刺深度应浅,一旦感染,有可能导致颅内感染。

二、文鬓角

鬓角是在耳前、眼外角处的一块倒三角形头发区,鬓角可显得面部自然而分区明显。由于烧伤后鬓角瘢痕可导致无鬓角,此时可参考健侧鬓角形态,用黑色色料进行密集点状文刺,形成鬓角。

三、文头皮瘢痕

文瘢痕主要是文头皮外伤后或除皱术后头皮脱发形成扁平瘢痕,也采用黑色色料进行密集点状文刺,若一次着色不佳,1个月后可再行文刺。

四、文口唇白斑

口唇有先天白斑者,也有因外伤或烧伤后天形成者,可用大红加桃红唇文白斑,3～7d后脱痂,颜色淡者1个月后再行补色。

五、文腮红

文腮红是在面颊部文上淡淡的浅红色,犹如轻扑胭脂一般,一般适合于面色较黄、黑者及面颊缺少血色者。操作常规为局部皮肤常规消毒,根据脸型设计出相应的位置,标准腮红的位置应是颧骨和颧弓下陷的结合处。色料一般由大红、桃红等调配而成,文刺手法轻飘自如,边界

---

① 彭庆星. 美容文饰术的医学归属不可动摇[J]. 中国美容医学,2016,25(08):95-96.

衔接自然,长脸型横向走,圆脸型稍纵向走,边文边用棉球擦,观察其着色情况,疼痛者可局部涂抹1%～2%的丁卡因麻醉,直至面颊部淡淡均匀着色为止。术后局部涂抹眼药膏,3～7d后脱痂,颜色变淡。文刺的手法切忌划成线条;上色的程度切忌稠密,否则两颊会形成2个红红的圆团,让人感到滑稽可笑。

六、文眼影

文眼影是在上睑部与眉毛下缘之间皮肤上,文上淡淡的浅咖啡色(棕驼色)及淡粉红色,犹如在眼皮上涂抹眼影一般,适合于眼部较平、肿眼泡者。操作常规为:局部皮肤常规消毒,在上眼皮处用棕驼色进行文刺,手法轻飘,边文边用棉球涂擦,观察其着色情况,然后再用桃红色在同样位置上文刺。要遵守"宁淡勿深"的原则,使两色相融,浅淡相宜,衔接自然,以加强面部立体感效果。

七、文鼻孔内阴影

文鼻孔内阴影适用于唇部手术或鼻部手术后造成的鼻孔大小不一致。具体操作:皮肤常规消毒,用眉笔画出所文的阴影部位,用深棕色文刺于鼻孔内阴影处,直至受术者满意。

八、文美人痣

有的人会要求美容医师在其面部文一颗美人痣,位置如在两眉之间、下颌部等。具体方法:选好部位,用眉笔事先定好位置,使受术者认可,用黑色色料进行文刺,手法可略重些,可密文,使其着色,让受术者满意。

九、文身

近年来要求美容文身者已罕见。而由各种美丽色彩、形状各异的文身贴代替,这种文身贴在体表粘贴较紧,要去掉也容易。

第六章 理化美容技术

第一节 激光及其相关技术在美容医学的临床应用

半导体、原子能、计算机激光被誉为20世纪新四大发明。"激光"一词来源于英文LASER,即受刺激辐射放大的光。此词传到我国后经钱学森先生建议,统一译成"激光",而在港台地区目前仍音译为"镭射"。

随着基础生命科学研究的拓展,全球光电技术领域不断创新,与临床医学交互发展,为越来越多的皮肤病患者以及求美者带来了福音。20世纪源自爱因斯坦对光量子特性的理解,1960年红宝石激光问世。Leon Goldman是皮肤激光手术的创始人,他将红宝石激光运用于皮肤病治疗,1964年报道了第一例使用激光照射结合手术治愈恶性皮肤肿瘤的病例。1983年Anderson和Parrish在《科学》杂志提出了选择性光热作用原理的概念,引领了治疗特异性皮肤结构如血管、黑色素小体和毛囊的脉冲激光的发展。时至今日,激光的应用更加广泛,包括软组织磨削、血管性病变色素性病变、多毛症及皮肤老化治疗等。激光也是其他器官如眼病的首选治疗方法。在光激活药物治疗和激光基础诊断学方面的最新进展同样令人期待。[1]

一、激光作用的基本原理

(一)激光的产生

1.激发

物质的原子系统中,绝大多数的原子处于低能级的基态,要使这些处于基态的粒子产生辐射作用,首先必须把这些基态的粒子激发到高能

---

[1] 朴锦锡. 激光美容技术的临床应用探析[J]. 医学美学美容(中旬刊),2014(08):88.

级,从低能级到高能级的这一过程叫激发。这一过程要吸收能量。给粒子数外加能量的方法很多,例如光照、电子碰撞、分解或化合等。但由于分子内部的结构不同,在相同的外界条件下,原子被激发的概率不一致,这取决于物质自身的性质。

2. 辐射

基态是粒子能量最平衡最稳定的状态。粒子总是试图回到基态,同时释放出所吸收的能量,这一过程叫辐射。粒子从高能级回到低能级的过程称为跃迁。跃迁的形式有2种,即自发跃迁和受激跃迁。

(1)自发跃迁

不受外界能量的影响,只是由于原子内部运动规律所导致的跃迁称为自发跃迁。普通光源如白炽灯、日光灯、氙灯等都是通过自发跃迁辐射产生的光。

(2)受激跃迁

由于入射光子的感应或激励,导致激发原子从高能级跃迁到低能级去,这个过程称为受激跃迁,这种跃迁辐射叫作受激辐射。受激辐射出的光子与入射光子有着同样的特征,如频率、相位、振幅及传播方向等完全一样。这就使得受激辐射的光是具有相干性的光,相干性的光具有叠加效应,因此合成光的振幅加大,表现为光的高亮度性。

(3)粒子数反转

人为地施加一定能量,使高能级上具有较多的粒子数分布,这种状态叫作粒子数反转。产生粒子数反转的物质就称为活性物质。例如红宝石激光器中使用的氙灯就是用来为粒子提供能量,产生受激辐射的。处于粒子数反转状态的活性系统,可以产生酷似"雪崩"的过程,从而使光再次放大。

(4)光学谐振腔和激光的形成

粒子数反转状态的继续进行,必须通过一定的装置,这种装置就是光学谐振腔。各种激光仪器通常以光学谐振腔中的介质来命名。激光介质类型有气体(氩、二氧化碳、氦、氖等)、液体(各种脉冲染料激光)和固体(晶体、半导体、二极管等)。沿着光学谐振腔的轴线移动的光子,在

2块相对的反射镜中间反射,一个反射镜是全反射镜,另一个是部分反射镜。光不断放大,直到从部分反射镜释放出来(如图6-1)。

这样从光学谐振腔中就发出了具有良好的单色性方向性以及较高亮度的激光。

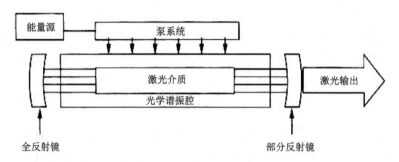

图6-1 激光生成的基本原理

(二)激光的物理特性

激光具有有别于其他光源的几种特性。

1.单色性

即激光仅为单一波长或一个窄带波长的光释放。

2.相干性

即光波在行进的空间和时间上保持一致,这样可使激光被聚焦成与波长本身一样窄的光斑大小。

3.平行性

即相干性光波保持平行特性而不发生弥散。

4.高能量

激光束可以传播很长的距离而没有明显的能量散失。

(三)激光作用于组织产生的效应

1.光效应

激光照射组织后所引起的光效应主要取决于组织对于不同波长激光的透过系数和吸收系数,并与二者成正比关系。生物组织吸收激光的光子所产生的光效应包括光化学效应,长的辐射、热能、自由基等,可造成组织分染解和电离,影响受照射组织的结构和功能。

2. 热效应

激光的本质是电磁波,若其传播的频率与组织分子的振动频率相等或相近,就将增强其振动,这种分子振动能够产生热,故也称热振动。在一定条件下,作用于组织的激光能量多转变为热能,故热效应是激光对组织作用的重要因素。分子热运动波长主要表现在红外线波段附近,因此二氧化碳激光器输出的红外激光对组织的热作用很强烈。激光引起组织升温后,当停止照射时,其下降的速度比其他任何方式引起的升温下降速度都要慢。

3. 压强效应

当一束光辐射到某一物体时,会在物体上产生辐射压力,而激光比普通光的辐射压力强得多。激光照射组织后,除单位面积上压力很大,同时向组织内部传导产生机械压缩波。如果压力大到使照射组织的表面粒子蒸发的程度,则喷出活组织粒子,产生与机械脉冲波方向相反的冲击波。冲击波可使组织逐层喷出不同数量的粒子,最后形成圆锥形的"火山口"状的空陷。同时组织的热膨胀也可能产生冲击波。在远离激光照射的部位有时也可以测到声波和超声波。

4. 电磁场效应

激光的本质是电磁波。在一般强度的激光作用下,电磁场效应不明显;只有当激光强度极大时,电磁场效应才较明显。将激光聚焦后,焦点上的光能量密度达 $10^6W/cm^2$ 时,相当于 $10^5V/cm^2$ 的电场强度。电磁场效应可引起或改变生物组织分子及原子的量子化运动,使体内的原子分子及分子集团等产生激励、震荡、热效应、电离,对生化反应有催化作用,生成自由基,破坏细胞,改变组织的电化学特性等。激光照射组织后会引起何种反应,与其频率和剂量有重要关系。例如,电场强度只有达到 $10^{10}V/cm^2$ 以上时,才能形成自由基。激光照射肿瘤时,只是直接照射局部,但对全部肿瘤可有良好的作用,其中的作用机制有可能与电磁场作用有关。

5. 生物刺激效应

包括刺激引起兴奋反应或刺激引起抑制反应。如弱激光照射局部具有消炎、止痛、扩张血管、提高非特异性免疫功能和促进伤口愈合等作用。

(四)皮肤激光仪器的工作原理

自从20世纪60年代,激光技术开始应用于各种皮肤病的治疗。在相当长的一段时间内,连续波长的氩激光器和二氧化碳激光器成为皮肤科使用激光的首选。伴随着临床的广泛使用,也出现了一些不良反应,例如许多病人在治疗部位继发了瘢痕、色素沉着以及纤维化。这些不良反应的发生与操作者技术不熟练有关,但也和激光器的设计有关。

目前新研制的激光器的波长和脉冲宽度与目标组织的尺寸、深度及吸收光谱十分匹配,尽可能地减少了治疗有可能带来的不良反应(表6-1)。

表6-1　一些新型皮肤科激光器的情况介绍

激光器名称	波长/nm	颜色	模式	穿透深度/μm
氩激光	488～514	蓝-绿	连续	300
色素损伤染料激光	500～520	绿	脉冲	
铜蒸气激光	511或578	绿或黄	准连续	300
氪激光	530或568	绿或黄	连续	
Nd:YAG倍频调Q激光	532	绿	调Q	300
闪光灯泵浦脉冲染料激光	585	黄	脉冲	350
氩离子泵浦染料激光	585或630	黄或红	连续	
Q开关红宝石激光	694	红	调Q	750
Q开关紫翠宝石激光	755	红外	调Q	1000
Q开关Nd:YAG激光	1064	红外	调Q	＞5000
二氧化碳激光	10600	红外	连续	

1.皮肤的光学特性

人皮肤的光线在每一层都可以被反射、透射、散射或吸收,只有被吸收的光才可以对组织产生作用。角质层能反射照射到皮肤的可见光的4%～7%,真皮层含有胶原成分从而散射光线。皮肤中还有称为发色团的特殊结构能够吸收光线,内源性的发色团有血红蛋白、氧合血红蛋白和黑色素(图6-2),外源性的化合物包括文身用各种色料和外伤后残余体内的化合物。这些物质吸收光能将会产生光效应、热效应、压强效应、电磁场效应、光生物效应等。传统的激光大都工作在连续状态,脉冲激光在极短的时间内释放出较高的能量,能够有效地将组织汽化,短暂的激光作用时间在组织内部难以形成有效的能量传导,因此热损伤的程度大大降低。

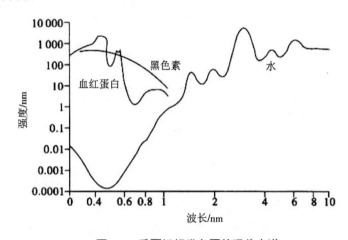

图6-2　重要组织发色团的吸收光谱

2.选择性光热作用理论

1983年,Anderson和Parrish提出了选择性光热作用理论。选择性光热作用理论指激光能量有选择地被某些特定的组织成分吸收,并通过热作用将这一类特定的组织成分破坏。这是一种精确利用激光所产生的热量完成治疗的方法。

二、激光选择性光热作用三要素

要实现选择性光热作用,激光治疗器的波长、脉冲持续时间(即脉宽)、光能量密度是3个重要参数。

(一)波长

激光器光学谐振腔中所使用的介质不同,发生的光波长也不同,穿透组织的深度也就不同,被不同发色团吸收的量也就不同,从而达到不同的治疗目的。在280~1300nm范围,穿透深度一般直接与波长相关。

在这个包括了短波紫外线、长波紫外线、可见光和近红外的宽光谱区,波长越长,穿透越深。在低于300nm范围,蛋白质、尿酸和DNA对光有着强吸收,因而穿透浅;在高于1300nm范围,穿透深度由于水对光的吸收而减少。穿透最深的波长为650~1200nm的红光及近红外光的光谱区,穿透最少的波长在远紫外和远红外光谱区。图6-3是电磁波谱图。

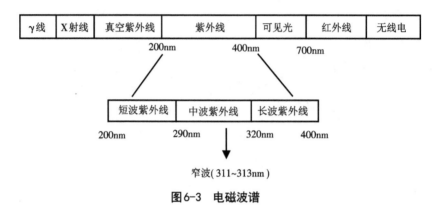

图6-3　电磁波谱

(二)脉冲持续时间

脉冲持续时间即脉冲宽度。治疗对象温度降到最初的50%所需要的时间为热弛豫时间。靶目标的热弛豫时间与其大小及形状有关,与其直径的平方成正比关系。靶组织选择性吸收而周围组织不吸收的、特定波长的光到达靶组织,脉冲持续时间短于或等于靶组织的热弛豫时间,就会导致靶组织的损伤。

(三)能量密度

光的能量密度指单位面积上照射的能量,单位是J/cm。能量密度必须大于或等于组织损伤所需要的光能量密度阈,才可以有效地破坏靶组织。

各种新型激光器的设计理念就是通过选择优先吸收的激光波长使其在适当的脉冲宽度和能量密度下释放,特定靶目标结构被摧毁,并且可以限制激光损伤到周围组织。

三、激光美容科常用激光设备

随着选择性光热技术理论的诞生和发展,仅用连续性激光治疗各种血管、色素疾病的时代结束了,在提高了对目标结构的靶向性的同时,避免了对周围组织的热损伤,尽可能地减少瘢痕的形成。

(一)血管性疾病的激光治疗

治疗血管性疾病的靶色基是血红蛋白,血红蛋白的吸收峰为418nm、542nm和577nm。通过对血红蛋白的选择作用,血管吸收了足够的能量,使血液凝固。目前使用的治疗血管性疾病的激光仪器都是在这些波长范围内进行设计,同时尽量选择较长的波长,以减少治疗时由于穿透太浅而损伤较大的危险(图6-4)。

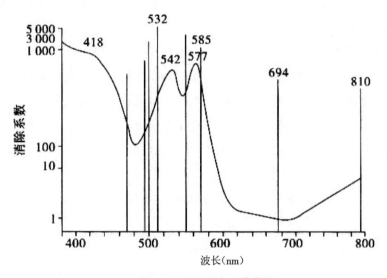

图6-4 血红蛋白吸收曲线

1. 常用激光类型

目前皮肤科常用的治疗血管性疾病激光器如表6-2所示。

(1)脉冲激光

在脉冲激光产生以前,连续式和准连续式激光尽管被用于治疗各种血管性皮损,但由于脉冲间隔短暂,血管无法充分冷却,会对周围组织造成非特异性的热损伤,留下瘢痕的风险较高,同时黑色素亦会吸收能量,从而造成永久性色素减退。脉冲激光则提高了治疗的有效性,降低了激光治疗血管性疾病的不良反应。脉冲激光分为3种类型:脉冲染料激光、脉冲KTP激光、长脉宽红外激光。

（2）强脉冲光

强脉冲光治疗器属于非激光光源设备。装置使用氙气闪光灯来产生非相干的、脉冲式宽谱光带。波长在可见光至近红外光的400～1200nm，脉宽和脉冲间隔均可调节。尽管IPL不是单一用来治疗血管性疾病的治疗方法，但一系列截止滤光片（包括515nm、550nm、570nm、595nm、610nm、645nm、695nm和755nm等）被用于转换治疗光谱的最低值，从而使血红蛋白成为靶目标。由于IPL具有宽光谱，使得它具有多能性，浅表和深层的血管皮损均可治疗。通常IPL的治疗手具由8mm×35mm孔径的纤维发出光，可用于治疗较大面积的皮损。治疗时皮肤表面涂冷却凝胶可减少表皮损，伤并提高治疗深度。

（3）血管内激光

以往治疗大隐静脉功能不全引起的静脉曲张只有采取手术剥除的办法，近年来血管内激光闭塞法的发明使手术具有快速恢复和不形成瘢痕的特点。将光导纤维伸入功能不全的静脉中，发出810nm半导体激光、940nm半导体激光、1320nmNd$_2$:YAG激光或射频，对治疗区血管起热封闭作用。

表6-2　治疗血管性疾病的激光仪器

激光仪器	波长/nm	能量密度/(J/cm^2)	脉宽/ms	靶结构
应用于皮肤表面				
可变脉宽KTP激光	532	100～240	1～100	毛细血管扩张、静脉曲张
脉冲染料激光	585、590 595、600	10～40	0.45～40	毛细血管扩张
长脉宽紫翠玉激光	755	30～100	3～100	静脉曲张、毛细血管扩张
半导体激光	800	10～100	5～400	静脉曲张、毛细血管扩张
长脉宽Nd:YAG激光	1064	5～900	0.25～500	静脉曲张、毛细血管扩张
强脉冲光	400～1200	10～80	2～200	静脉曲张、毛细血管扩张

续表

激光仪器	波长/nm	能量密度/(J/cm²)	脉宽/ms	靶结构
应用于血管内				
半导体激光	810、940	静脉曲张		
Nd:YAG激光	1320	静脉曲张		
射频能量源	射频	静脉曲张		

2.激光治疗血管性疾病的临床应用

(1)鲜红斑痣

鲜红斑痣俗称"红胎记",是无数扩张的毛细血管所组成的较扁平而很少隆起的斑块,一般在婴儿出生时即发病,发病率为0.3%～0.5%。鲜红斑痣可发生于身体任何部位,但以面颈部多见,占75%～80%。鲜红斑痣初起为真皮乳头层和网状层的小血管扩张,血管直径逐渐变大使皮损进行性变厚并累及真皮深层和皮下组织,所以有些患者到成年以后会出现皮损,斑痣变得不平坦、增厚,有时还易出血。

一直以来对鲜红斑痣理想治疗方法的探索成为医患共同面临的课题。以往的冷冻、外科切除、药物注射硬化剂、点凝固、敷贴中药、非选择性激光治疗等都是基本无效的,甚至给患者带来瘢痕疙瘩、周围皮肤损伤、色素沉着等不良反应。

自从1985年出现了脉冲染料激光以来,鲜红斑痣的治疗甚至完全治愈成为现实。治疗后很少出现增生性瘢痕,越是浅表的病灶效果越好,尤其对于婴儿期的鲜红斑痣疗效往往更明显,这可能与婴儿期皮损区血管增生还不明显有关。治疗即时会出现紫癜反应,皮损清除率通常与紫癜程度呈正相关。产生紫癜的原因是PDL的脉宽(约为450μs)短于皮肤血管热弛豫时间(直径为30～100nm血管的TRT为1～10ms),波长(585nm或595nm)略高于氧合血红蛋白吸收的最后一个峰值,可以达到更深一些的组织,同时能量可被氧合血红蛋白有效地吸收,使血管中的红细胞凝结、微血栓形成,临床上可以观察到紫癜现象。利用强脉冲光治疗鲜红斑痣,也会在治疗2～3周出现紫癜现象,疗效也很明显,但多数人需要5次以上的治疗。

(2)草莓状血管瘤

草莓状血管瘤又称毛细血管瘤,是出生时或出生后不久出现的1个或数个鲜红色肿瘤,质地较软,大小不等。有些患者到1岁半皮损会开始减轻,甚至自行消退;对于2岁以上的患者,长在五官部位,影响美容的皮损建议及早治疗。脉冲染料激光对于深度不深、范围不大的草莓状血管瘤治疗效果较好。

(3)面部毛细血管扩张和酒渣鼻

面部毛细血管扩张中的线状和树枝状扩张血管直径为0.1~1.0 mm,多由日晒激素(多为雌激素)、妊娠和应激引起,极少部分见于遗传倾向。酒渣鼻是一种临床上常见的疾病,主要特点为皮损潮红,面中部有持续性红斑和毛细血管扩张,并且常会伴有炎症性红色丘疹。

新型的长脉宽PDL、可变脉宽KTP激光和强脉冲激光治疗面部毛细血管扩张和酒渣鼻基本没有明显的紫癜,仅有数小时内可经冷却消失的红斑,患者满意度高,但治疗次数一般在3次以上。对于肤色较深的患者要避免治疗后色素沉着的出现。对于面部较深且粗大的毛细血管扩张,可以在有冷却系统支持的条件下,利用长脉宽 Nd:YAG 激光(1064nm,1~100ms)进行清除。

(4)下肢静脉扩张

治疗下肢静脉扩张,还是以血管硬化治疗为主,但比较细小的静脉,即直径在2mm以下的静脉用激光治疗可获得较好的疗效。激光和IPL治疗腿部静脉主要适应证包括踝部毛细血管扩张、硬化剂治疗抵抗和硬化剂治疗后出现细小草席状毛细血管扩张。对于腿部静脉而言,600~1100nm波长能够传送足量光能,治疗时最有效,能使靶血管全部热凝固。波长500~600nm(黄-绿光谱)的激光在治疗浅表的红色血管时最有效,波长755~1000nm的红外线在治疗较深部的蓝色血管时首选。与早期技术相比,更长的波长、强化的脉冲和改进的皮肤冷却技术使激光和IPL治疗小的下肢静脉曲张的效果更稳定,且减少了并发症的发生率。长脉宽 Nd:YAG 1064nm激光对于肤色深、直径小于4mm的网状静脉治疗有效,但对于整个静脉网来说只能叫作"点焊接",治疗次数较多,并且比血管硬化治疗更痛,所以治疗方法的选择要依据皮损面积、血管粗细以及患者的耐受情况而决定。

(5)其他

蜘蛛痣、血管角皮瘤可以用脉冲染料激光治疗和IPL治疗,增生明显的皮损可以配合二氧化碳激光汽化治疗。海绵状血管瘤因其皮损较深、面积较大,脉冲染料激光治疗有效,有报道使用IPL治疗会造成瘢痕。

(二)色素性疾病的激光治疗

治疗色素性疾病的激光器在兼顾黑色素色基能够吸收的同时,还结合皮肤结构、色斑的深浅加以设计,从而确保在对靶色基损伤的同时,周围组织损伤较小。

1.常用激光类型

目前用于治疗色素性皮肤疾病的激光分为以下3种类型。

(1)调Q激光

包括调Q倍频Nd:YAG 532nm、调Q红宝石694nm激光、调Q紫翠玉宝石755 nm激光和调QNd:YAG 1064nm等。波长532nm时的靶目标为表皮色素,波长694nm和755nm时的靶目标为表皮和真皮色素,而1064nm波长作用于真皮深部的色素。

(2)长脉宽激光

包括长脉宽红宝石694nm激光、可调脉宽800nm半导体激光和长脉宽Nd:YAG 1064nm激光等。通过调节剂量和脉宽,作用于表皮和真皮的色素,其有效性低于调Q激光。但由于作用于较大的色素结构,长脉宽激光用于治疗某些色素痣(如先天性色素痣)效果较好,可能与其破坏了痣细胞巢以及毛囊有关。强脉冲光也可消除色素,它可以产生从可见光至红外光的多色光,其间包括黑色素吸收的峰值部分,其脉宽和脉冲延迟均可调节。对于治疗色素型疾病也有独到之处。

(3)非色素特异性剥脱性激光

包括10600nm二氧化碳激光和2940nm铒激光。这种剥脱性激光可通过非特异性破坏作用去除浅表的色素。

2.激光治疗色素性疾病的临床应用

(1)表皮色素增生性疾病

浅表的色素增生性疾病,如雀斑、雀斑样痣咖啡斑、各种光老化斑(黑子)、唇部黑子以及扁平色素性脂溢性角化病等对大部分色素特异性脉冲激光反应良好,强脉冲光治疗雀斑及改善表皮各种光老化造成的色斑也有肯定的疗效。这些激光的不良反应和治疗后恢复时间基本相似:较少出现紫癜,能量稍大时皮肤可能会有水疱出现,但经历近1周的时间可以恢复,皮肤偏黑者可能会出现色素沉着,但也可渐渐消退。大部分的雀斑、雀斑样痣在1~2次治疗后可基本消除,偶尔有些较大的或不敏感的皮损需要更多的治疗次数。

(2)真皮和表皮—真皮混合性色素增生性疾病

对于真皮的色素增生性疾病如太田痣、颧部褐青色痣、伊藤痣和永久性蒙古斑的治疗多采用短脉宽的调Q激光。调Q红宝石激光、紫翠玉宝石激光和调QNd:YAG 1064nm激光都可以有效地作用于黑色素和真皮树枝状黑色素细胞。治疗次数取决于色素沉着的程度和真皮中黑色素细胞的深度。治疗后除了暂时的炎症后色素沉着,基本无其他不良反应,一旦色素去除,效果通常可持续终身。

治疗伴有毛发增生的Berker痣的最佳方法为使用调Q激光去除表皮色素,同时使用半导体激光或Nd:YAC激光等去除增生的毛发。

尽管黄褐斑的治疗目前仍是医学上的难题,但已经有报道各种中医治疗、中西医结合治疗、联合光电技术的治疗对部分病例有效,尤其是表皮型及部分混合型的黄褐斑。但由于色素分布的复杂性、发病时间长短以及患者系统和身心状况的不确定因素较多,造成疗效不肯定,有些患者还出现较长时间难以消退的色素沉着斑,所以建议对黄褐斑的诊断要确切,治疗要谨慎。

(3)对于各种原因引起的色素沉着

应首先去除引起炎症后色素沉着的可能原因,如药物、各种病原微生物的感染、化妆品等,并且待皮损自行消退一定时间后,才可进行激光或强脉冲光治疗。

（4）色素痣

色素痣分为交界痣、混合痣、皮内痣。交界痣为直径几毫米到几厘米、深浅不同的褐色斑，较平滑，无毛；混合痣外观类似交界痣，只是更厚；皮内痣为成年人最常见的色痣，皮损由几毫米到几厘米，边缘规则，隆起如半球状，表面可以有毛发生长。

色素痣一般不需治疗。对于直径在0.5mm内的色素痣可以进行二氧化碳激光治疗，治疗后一般不留瘢痕。对于较大的色素痣必要时可手术切除。Q开关激光治疗表浅色素痣有一定效果，但往往不能彻底治疗。有些色素痣，尤其是生长在掌跖部位的交界痣有癌变的可能，应尽早手术切除治疗。

（5）文身

文身分为美容性、医学性或外伤性文身。美容性文身根据文身的方法不同，分为业余文身和专业文身。外伤性文身是由于外来异物意外穿入皮肤，其中的色素成分包括碳、铅、柏油或火药等侵入皮肤而形成。在过去，有很多种去除文身的方法，包括手术切除、皮肤磨削术、盐磨削术、冷冻外科手术或用腐蚀性化学物质破坏，可产生不同的反应并经常导致瘢痕形成。调Q激光的诞生，使文身去除发生了革命性的进步，它通过选择性靶向作用，可有效地去除文身色素，并且对组织损伤很小。黑色文身可以吸收所有波长的激光，对治疗最敏感；彩色文身由于使用的原料不同，导致治疗可能要选用多台仪器的分阶段、联合治疗。

业余文身通常由单一的碳基色素构成，较容易被激光光束的脉冲打乱，并很好地吸收光能，达到去除的目的，一般需治疗3~6次。专业文身对激光治疗较耐受，因为其密集着色并包含有多种对治疗反应弱的色素，特别是黄色和深绿色系。对专业文身最少需要6~10次的治疗才可以显著改善，而且文身色素不可能完全去除。

时间较久的文身由于色素沉积物密度渐低而较新文身更容易被去除，所以一般建议患者在文身6个月或1年后再进行治疗，防止治疗时皮肤过多吸收能量，术后炎症反应明显，形成瘢痕。

外伤性文身对调Q激光有较好的反应，因为其色素通常位于皮肤浅层,且色素主要成分为碳。

(三)激光脱毛

激光脱毛是目前全球应用最频繁的激光治疗之一。因为激光脱毛有效、迅速且疼痛感最少,所以它已渐渐取代电解脱毛、蜜蜡脱毛和使用脱毛膏脱毛等传统方法,成为人们为达到永久脱毛目的的首选方法。由于毛发的生长周期的限制,所以每次脱毛仅对处于生长期的毛囊有效,而对处于退行期和休止期的毛囊无效,这就决定了只有经多次治疗才能达到毛发全部脱干净的效果。而由于人种、部位和其他因素不同,不同毛发中黑色素的含量有差异,也导致脱毛效果的差异。

1. 激光脱毛原理

波长较长的高能量激光能够穿透真皮深部,以毛囊中的色素为色基(如毛干中的色素),并被黑色素优先吸收。这种高能量激光以长脉宽(毫秒级)释放,使色素基团产生的能量向周围扩散,破坏毛球部和毛鞘上皮中的干细胞。

2. 激光脱毛设备

现在临床应用最广泛的激光脱毛系统是近红外的长脉宽紫翠玉(755nm)激光、半导体激光(800、810nm)和长脉宽 Nd:YAG(1064nm)激光以及强脉冲光源(400~1200nm)。这些激光器配以表皮冷却装置,使激光脱毛达到安全、有效持久的效果,尤其是对于肤色较深的患者也同样安全、有效。强脉冲激光脱毛的疗效也是肯定的,尤其对于毛发色黑、毛干粗大的腋部毛发和四肢毛发,但对于肤色较深的患者有留下色素沉着的报道。

3. 激光脱毛的临床应用

(1)脱毛的效率受毛发颜色的影响

深色、粗的毛发最敏感,稍浅一些的毛发次之。棕色、红色和灰色毛发会暂时的脱失且可以通过规律的治疗间隙(1~3个月)的治疗保持,需要较多的治疗次数(10次以上)才能达到永久脱毛。

(2)脱毛治疗前的准备

患者应该在皮肤日晒黑色素基本退去后再进行脱毛治疗,防止出现烫伤表现。皮肤存在感染灶时尽量不要进行治疗,防止病原微生物的播散和感染加重。瘢痕体质者需要采取保守治疗。经过上蜡、拔毛及电针除毛的6周内尽量不要进行治疗,以免影响治疗效果。

(四)激光嫩肤

近红外的激光治疗器(如1320nmNd:YAG、1450nm半导体、1540nmEr:Glass激光)、强脉冲光(IPL)和射频常被用于非剥脱性皮肤重建。它们通过作用于真皮的轻微热效应而起效,且不损伤表皮,由于刺激了真皮的创伤愈合反应而起到促进胶原纤维排列整齐、胶原增生的嫩肤目的。但这种治疗效果要经历几个月才逐渐出现。

四、强脉冲光子

强脉冲光子是经过滤的、宽光谱的可发射光,其光谱范围为500~1222nm。该技术是在激光基础上发展起来的一项创新技术,属非激光类产品,是安全有效的非介入性治疗方法,可适用于不同的皮肤状态,特别适用于亚洲人的皮肤。

(一)基本原理

强脉冲光子作用于皮肤可产生2个方面的作用。

1.生物刺激作用

即前脉冲光子产生的光化学作用,可刺激肌肤,使真皮层胶原纤维和弹力纤维产生分子结构的化学变化,数量增加,重新排列,恢复其原有的弹性,从而达到消除皱纹和缩小毛孔的治疗效果。另外,所产生的光热作用可增强血管功能,改善肌肤的微循环。

2.选择性光热解作用

皮肤色斑中的色素和血液中的血红蛋白选择性吸收强脉冲光子的能量,产生光热解作用,受到破坏,导致病变血管封闭,色素破裂分解,逐渐被机体吸收排出体外,而周围的正常组织则并不受损伤。

(二)治疗特点

强脉冲光子在消除病变的同时对皮肤无丝毫损伤,治疗过程简单,治疗后即可以进行洗脸、洗澡和化妆,不影响正常工作和生活,不需要休假。

(三)适应证和禁忌证

1.适应证

(1)皮肤的胶原性改变包括细小皱纹和粗大的毛孔,皮肤的弹性和光滑度等。

(2)皮肤的色素性改变包括雀斑、日光斑、老年斑、黄褐斑、色素沉着等。

(3)皮肤的血管性改变包括毛细血管扩张、皮肤表面发红和酒渣鼻引起的红鼻头以及红斑性痤疮等。

(4)改善皮肤的色泽和光洁度,减少皮脂腺的分泌,使皮肤光洁美白。

2.禁忌证

(1)孕妇。

(2)服用已知会增加对阳光敏感性的药物。

(3)服用抗氧化剂、抗凝剂或凝血功能障碍。

(4)日光暴晒后的棕色皮肤。

(5)光敏性皮肤病。

(6)不能配合治疗的儿童。

(四)治疗要点

在强脉冲光子治疗前,需要彻底清洗手术区,去除皮脂和化妆品。手术区涂抹冷凝胶,根据患者皮肤和病变的情况选择恰当的治疗参数,将强脉冲光子嫩肤系统的导光晶体轻轻放在待治疗区的皮肤上,依次释放强脉冲光。在治疗过程中可能会有偶些针刺样或发热的感觉,并且需要3~5次治疗才能达到最佳的治疗效果。每次治疗20min,间隔2~3周进行1次。

五、射频

为了增加穿透深度,促进胶原挛缩和皮肤紧致,拥有电磁波波长的设备有了一定的发展。射频是一种高频交流变化电磁波的简称。

(一)射频作用原理

射频是通过组织对电流起到电阻样的作用而对真皮深层释放出均

匀的立体式加热,从而实现在一个相对低的温度下对真皮加热。患者皮肤会有短暂的红斑,但没有明显的不适感和不良反应发生。

射频具有冷却装置和波相加热技术的特性使得皮肤表面温度仅升高至41~43℃。而由于组织热梯度产生的热传导和组织局部热蓄积而产生的皮肤血流的热扩散作用,真皮和皮下组织的温度可升高至50~55℃。组织学上,在41.9℃下维持3h,或达到超过51℃的温度,即使在10min左右的短时间的热蓄积也会引起真皮胶原的热损伤。另外,持续的高温状态在促进血液循环及新陈代谢的同时,自主神经系统和内分泌功能也得到改善。

(二)射频技术的发展

经历了只有单极(可穿透真皮深层和皮下组织)模式的射频器,到如今更新型的单极、双极(作用于表皮和真皮中层)并存的射频器的出现,以及真空辅助定位的双极电极的出现,射频成为改善皱纹和皮肤松弛方面首选方法,被广泛地应用于面部塑形(婴儿肥、双下巴)、面部提升、产后修复、吸脂后修复、腰腹部塑形、臀部和腿部塑形等。

(三)激光与射频联合应用

联合电波和光波能量,可以增加嫩肤的疗效。双极射频与脉冲半导体激光(900nm)、IPL(500~1000nm)等之间不同的联合治疗能改善皱纹、皮肤松弛和光老化导致的色素斑,这种联合方式也能用于治疗萎缩纹和身体脂肪分布不均。

六、各种光电仪器治疗后常见的并发症及处理

(一)红斑

术后红斑在各种激光、强脉冲光及射频治疗后都会不同程度地出现。治疗后即刻使用冷却设施是必不可少的,有些设备自行配置同步降温装置,有些靠涂抹冷凝胶降温。治疗后进行冷喷或冰敷30min以上,并应防止冻伤出现。一般红斑持续2~24h消退。剥脱性激光治疗一般皮损在1周左右结痂脱落,此时新生皮肤多呈现红斑表现,要注意防晒,防止色素沉着出现,多数红斑2个月消退。

(二)色素沉着

各种激光治疗过程对皮肤都是有微创或创伤的,肤色较深的患者(皮肤分型Ⅲ型以上)尤其容易出现,而黄褐斑患者更易出现治疗后的色素沉着。色素沉着出现后应尽量减少日晒,适当外用遮光剂,多数皮损可以渐渐消退,但一般要经历2~6个月的时间。

(三)瘢痕

瘢痕的形成与治疗当时激光仪器的选择参数的调整及治疗后未及时降温、抗炎处理有关,同时也和患者自身素质有关。瘢痕疙瘩治疗目前多采用病损封闭、硅胶膜敷贴和手术切除的方法,效果不一,也有报道利用脉冲染料激光治疗2次以上的有效率可达到53%以上。

(四)感染

二氧化碳激光等远红外激光治疗后皮肤屏障受到破坏,容易继发各种病原微生物的感染。调Q激光治疗后局部的表皮破溃处也容易出现各种感染,尤其是身体免疫力低下的患者或老年患者的发病率更高。所以要加强围术期的消毒、预防性用药,并叮嘱患者按时换药。

(五)痤疮样疹

治疗过程中可能由于上皮的再生或使用闭合性保湿剂而出现粟丘疹或痤疮。一般发生在皮肤重塑后最初几周,尤其是有痤疮倾向者更易发生。按照痤疮治疗标准进行治疗,短时间内会愈合。

(六)皮炎

应用表面麻醉剂可能引起刺激性接触性皮炎,一般通过局部外用药物(如类固醇皮质激素)治疗可以很快消退。

(七)色素脱失

有少数文献报道激光治疗后出现色素脱失,这与皮肤过度热损伤有关,可以采用局部外涂类固醇皮质激素软膏或他克莫司软膏的方法进行治疗。

七、激光的安全防护

(一)对患者的防护

由于人眼的视网膜和葡萄膜均含有丰富的色素,对患者眼睛的防护十分重要。治疗时需佩戴标准的、针对不同激光的防护眼罩。

治疗时应尽可能减少因为治疗仪器未控制好而出现的对眉毛、头发、眼睛、口唇等的误伤,以及切勿点燃周围易燃物品,以防造成火灾。

(二)操作者的自身防护

操作者每次治疗都应严格佩戴高质量标准的防护眼镜,针对治疗所用不同波长仪器配备不同的防护眼镜。

吸入激光产生的烟尘对身体有害。除剥脱性治疗使用的 CO_2 激光和 Er:YAG激光等会产生明显的烟尘,脱毛也会产生富含氧化物的气体,正确使用微米手术过滤口罩可以提供一些防护,同时还应当使用吸风装置和保证良好的通风。

激光治疗可能产生组织飞溅,尤其是调Q激光,飞溅组织中有可能含有完整的、有感染力的细胞,应加强对操作人员的防护,及时消毒治疗手具,防止交叉感染。

(三)机器的危害性

激光需要高压电源,电击就是一种可能的危险。许多医用激光器都配备安全控制装置,以防医务人员和患者被电击。如果机器出现故障,只允许由经验丰富的厂家专门维修人员维修,医护人员不能自行拆卸维修。

第二节　皮肤年轻化及相关技术

光老化是指人体曝光部位皮肤随年龄增长渐渐出现色素增加、红血丝、皮肤粗糙、皱纹出现、皮肤松弛等皮肤老化表现。人们渴望用最快的方法和最小的风险得以解决或改善对手术和外伤后的凹陷性或增生性瘢痕及光老化等问题。早在20世纪80年代早期,连续式的CO_2激光即被用于使光损伤的肌肤恢复年轻态,标志着"激光换肤术"时代的开始。点阵激光治疗理论(即局灶性光热作用),由美国哈佛大学的激光医学专家Dr.Rox Anderson于2004年首先发表,发表后即得到世界各地专家认同,并迅速应用于临床治疗。

当激光波长大于1300nm时,可以被皮肤中水和蛋白质吸收,波长越长,吸收得越多,造成组织损伤的程度也就越明显。[1]依据这一特性,将激光皮肤重建技术分为剥脱性、局灶性和非剥脱性皮肤重建。

一、剥脱性皮肤重建

目前应用于剥脱性皮肤重建的激光有远红外的CO_2激光和Er:YAG激光,两者发射的激光可以被皮肤中的水吸收。这些激光发射脉冲式或扫描式的聚焦光束以精确地磨削浅表组织,引起轻微的皮肤损伤。

CO_2激光发射出10600nm波长的光,能强烈被组织中的水吸收(吸收系数为800cm),穿透深度取决于组织的含水量,但与黑色素或血红蛋白的含量无关。脉冲式或扫描式CO_2激光被设计成高峰值能量,并具有短脉冲和(或)于皮肤表面快速移动的特点,从而减少了深层热损伤的危险。

Er:YAG激光是剥脱性皮肤激光重建术发展的又一阶段。它能发射波长为2940nm的远红外激光,这一波长接近于水的吸收峰而吸收系数为CO_2的16倍,穿透深度几乎为CO_2的1/10,因而能提供更为精确的皮肤剥脱,同时周围组织的热损伤最小。

剥脱性皮肤重建的作用及不良反应:激光皮肤重建对光老化瘢痕和脂溢性角化症等病变非常有效。换肤术即移除老化的表皮并在术后几个月内刺激真皮收缩和重塑。Er:YAG激光较CO_2激光的不良反应(不适感、红斑、水肿和色素沉着)较轻,愈合时间较快。CO_2激光有止血作用,连续的Er:YAG激光冲击会增加出血量。为防止可能出现的感染、色素沉着等不良反应,需要围术期的谨慎仔细护理。

---

①杜太超,姜世正. 面部年轻化美容整形[M]. 北京:北京出版社,2006.

二、局灶性皮肤重建术

点阵重建术是利用局灶性光热原理的一种新的皮肤重建术。这种方法通过局限性的热作用去除部分皮肤,磨削表皮和真皮上层的组织,造成圆柱状区域的热损伤,热损伤垂直深度能达到400~700μm的真皮,每次治疗大约剥脱15%~25%的表面皮肤。点阵激光被用于皮肤重建,改善皮肤皱纹和黄褐斑等引起的色素异常,并对痤疮或手术后瘢痕(尤其是凹陷性瘢痕)修复有效。与剥脱型激光嫩肤一样,热剥脱后的组织区域会重新生成,纤维细胞,使得胶原新生和表皮增殖。与剥脱性嫩肤不同的是,点阵激光术后复原更快,且不良反应更少,同时大多数患者出现的红斑和水肿在数天内消退。对于色素沉着能较快改善,但对于皱纹瘢痕需要多次治疗才能达到明显改善。

目前使用的点阵激光器有1550nm铒激光、1540nm铒激光、1410nm铒激光、2940nm Er:YAG激光的点阵模式和10600nmCO$_2$激光的点阵模式。更加先进的点阵激光Affirm™能在固定的间隔内连续发射1320nm和1440nm的波长,微小的接触矩阵可用来弥散激光至网格状的微光束,这2种波长分别能够达到更深和更浅表的穿透深度(图6-5)。

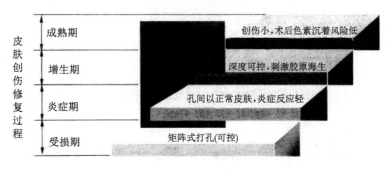

图6-5 点阵激光启动了一个可控的创伤修复过程

三、非剥脱性皮肤重建

非剥脱性皮肤重建是使用接近红外波长的激光、强脉冲光或射频进行治疗,能量靶点位于真皮层,能够对皮肤细纹、静态纹和皮肤松弛,产生温和的改善效果,并且有助于消退皮肤不规则的色素沉着,避免了传统治疗手段的不良反应持续时间长和恢复期长的特点。尽管目前研究报道多认为剥脱性皮肤重建效果优于非剥脱性皮肤重建,但由于后者几乎没有不良反应发生,使得患者治疗满意度高。

非剥脱性激光和光系统可以分成3个主要部分。

(一)血管性激光

532nm脉冲KTP激光、585nm和595nm脉冲染料激光。血管性激光除对面部毛细血管扩张有效,对增生性瘢痕和萎缩纹和对皱纹改善也有一定的效果。

(二)近红外激光

1310nm半导体、1320nm长脉宽Nd：YAG.1450半导体、1540nmEr：glass激光等。近红外激光通过作用于真皮,促进真皮胶原增生,对皱纹和瘢痕起到温和的改善作用,但其限制了对表皮光老化的作用。

(三)强脉冲光(IPL)

IPL的优势在于靶向作用于色素的同时亦作用于血红蛋白,从而对色素斑和血管性疾病达到全面的改善,即为"光子嫩肤"。IPL对皱纹的改善程度不如对色斑和红血丝的改变明显,皮肤病理研究表明,经历每月1次的治疗,6个月后也会看到基质蛋白和胶原的增生。

第三节 电外科治疗

现代电外科治疗是一种使用高频交流电作用于组织以达到去除浅表、深部组织以及切割皮肤的技术。因为活组织是电的不良导体,电能在作用部位受阻并累积,电阻的作用最终转化为热能。使用不同种类、不同波形的电外科电流可产生独特的生物学效果,包括电干燥、电凝或切割作用。

所有的电外科仪器的电路图都有着一些共同的、为输出合适电流信号所必需的设计特点。标准的家用电流首先通过一种能改变电压的转换器,随后通过有放电器、热电真空管或是固态三极管的振荡电路,以增强其电频。最后这已被改变的电能被传递至治疗电极。每一种电外科学电流均有其独特的电流波形,这些波形被示波器显像,这一过程中电流是否有衰减取决于使用的振荡电路的类型。[①]衰减的波形可用于电干燥法和电灼疗法,而未衰减波形用于电凝法和切割电流。

一、电烙术

现代电外科的先驱是电烙术(电灼术)。发明于1875年的电烙术使用了一种因电阻而被加热的电线,在手术中可以达到止血的目的,但它可以造成Ⅲ度灼伤而导致创面愈合时间延长,并且影响美容效果。

随着科技的发展,临床医生的要求也在发生日新月异的变化。经过近一个世纪的历史演变,电外科装置变得越来越精益求精。同一种装置可输出多种波形和用途的电流。临床上选择合适的输出电流,可造成切开、切除、消融或是凝固组织的效果。

二、电干燥法

对于浅表的皮损,电干燥术造成损伤的可能性最小。它适用于脂溢性角化病、日光性角化病、皮肤软纤维瘤、扁平疣或小的表皮痣,同时有轻度的止血作用。

三、电凝法

在电凝法中,中度衰减电流以双端形式输出,与电干燥法相比,其使用的电流数更高而电压更低。由于这种电流作用深度更深,因此它具有破坏更大组织的潜能。电凝法特别适于治疗深度皮肤组织病变以及外科止血,如血管纤维瘤,较小的、原发的基底细胞癌,鳞状细胞癌,汗管瘤,毛发上皮瘤,寻常疣,嵌甲基质切除术等。

四、电切除法

电切除术(电切割)使用双端方式,利用轻度衰减电流。这种低电压高电流的电流造成的侧向热能蔓延,并且组织损伤最小,用于及时止

①唐建兵,李勤. 光-电技术在整形美容外科的应用及进展[J]. 中国美容整形外科杂志,2012(02):65-68.

血和切割特别有效。这种切割不许操作者的手法压迫,对于颈部痤疮后遗留的瘢痕疙瘩、皮赘绒毛状瘤、皮内痣以及其他外生性皮损都很有效。

对安装有起搏器和埋藏式心脏复律除颤器的患者在行电外科手术时要特别谨慎,防止可能造成的逸搏心律、起搏器程序重排埋藏式心脏复律除颤器鸣叫、心脏骤停或心动过缓。

近年来科技的发展已使得电外科术变得更加安全和方便,大量的一次性电极、烟雾吸排系统以及更加全能的电外科仪器纷纷出现,与 CO_2 激光换肤、深部化学换肤、皮肤磨削术、射频治疗一起,成为美容皮肤科方面的发展前沿。

第四节 化学剥脱术

化学剥脱是指应用某些具有腐蚀性的化学溶液,如三氯醋酸、苯酚等涂于皮肤表面,使皮肤角质层分离和蛋白凝固、坏死、干涸、结痂、脱落或剥脱,控制性地去除皮肤表面表皮和部分真皮,通过表皮和真皮的再生而达到美容目的的一种方法。[1]

一、用于剥脱的化学物

常用的有苯酚、三氯醋酸、α羟基酸等。

(一)苯酚

为角蛋白凝固剂。由于角蛋白凝固层的阻挡,剥脱的深度不随苯酚的浓度增加而增加,因此药液渗透的深度为0.3~0.4mm,不会破坏真皮的深层组织。防水胶带的粘贴,可防止苯酚的挥发而加深剥脱的深度。苯酚可通过皮肤吸收在肝脏解毒,经肾脏排泄。毒性产物对肝和肾有损害,对呼吸中枢和心肌有抑制作用。如用量过大,体内浓度过高,可产生

---

[1]刘仲荣. 皮肤美容:化学剥脱术对有色人种皮肤的作用[J]. 中国美容医学,2004, 13 (05):638.

严重的毒性反应。

(二)三氯醋酸

随着三氯醋酸浓度的增加,其剥脱深度亦随之增加,但对内脏和组织的毒性远不如苯酚。按照三氯醋酸的浓度,剥脱程度可分为3种:①轻度,15%~25%;②中度,35%~50%;③重度,50%~75%浓度。

(三)α羟基酸

包括乙二醇、乳酸、果酸等,是最温和的剥脱剂,能产生轻微剥脱。α羟基酸剥脱可用以治疗细微皱纹、皮肤干燥、不一致的色素斑和痤疮。各种α羟基酸浓缩物可以每周使用,也可间歇较长时间,以取得最佳效果。

二、适应证和禁忌证

(一)适应证

包括:①面部细小皱纹;②由妊娠、口服避孕药等引起的斑点状色素沉着;③扁平疣、汗管瘤、睑黄疣等;④雀斑、雀斑样痣、咖啡斑、表浅性痤疮瘢痕;⑤外伤性浅表瘢痕、皮肤浅部文身和粉尘染色。

(二)术前注意患者的选择

以下方面,都会增加中层和深层化学剥脱术的风险:①患者术前做过重建术、除皱术或近6周是否口服异维A酸治疗;②有瘢痕形成史;③有活动性感染或开放性创伤,如面部单纯疱疹病毒的感染等;④患有某些皮肤病,如酒渣鼻、脂溢性皮炎、特应性皮炎、银屑病、白癜风。

对于有过高期望值的患者,例如希望通过治疗达到缩小毛孔或改善较深皱纹的目的者,建议患者选择皮肤磨削术或注射除皱、射频除皱的方法。肤色较深Ⅳ~Ⅵ型的患者治疗时风险明显高于肤色较浅的Ⅰ~Ⅱ型患者。

(三)禁忌证

包括:①恶性皮肤肿瘤;②毛细血管瘤和毛细血管扩张症;③刃厚皮片移植后色素沉着;④活动性单纯疱疹;⑤肝、心、肾功能不良(慎用);⑥精神病患者。

（四）操作方法

1. 术前准备

（1）签署手术知情同意书，并进行必要的体检，排除禁忌证。

（2）剥脱术后24～48h内突出症状是疼痛。术前给予镇静剂和止痛剂是必要的。

（3）双眼涂油膏，以保护角膜。

（4）清洗面部，去除皮肤油脂，必要时用乙醇或乙醚作面部皮肤脱脂。

2. 具体操作

操作时先行皮肤消毒。如果是大面积剥脱，需注意保护眼睛，然后拉紧皮肤后，用棉签蘸药涂抹于患处。涂抹要均匀一致，用药量取决于药物的配方、浓度和病变的特点，一般以皮肤发白为止。如果药量过多，要及时用干棉签擦拭去除；如果药物意外进入眼中，要立即用水冲洗；正常皮肤沾上剥脱剂需立即擦净。

3. 术后处理

（1）术后注意卧床休息，给予止痛剂和抗生素。

（2）行静脉输液，以维持营养和促进苯酚的迅速排泄。

（3）术后48～72h清除包扎，采用半暴露疗法。

（4）术后严密观察心律及尿量和尿色，注意及早发现心、肾损害。

（5）面部痂皮一般8～10d后自行脱落，不要暴力脱痂。

（6）术后1年避免阳光暴晒，防止剥脱区色素沉着。

（五）并发症及处理

1. 色素沉着

最常见的并发症为皮肤色素沉着，多见于肤色较黑以及术后不注意避光的患者。预防色素沉着的方法包括避开日光强烈的季节手术，术后避免阳光直射，可外用阻断紫外线比较强的防晒霜，口服维生素C等预防色素沉着的药物，可外用氢醌等抑制色素合成的药物。

2. 瘢痕增生

是另一个比较常见、严重的并发症。预防的关键是控制好剥脱剂的浓度、局部的使用量和作用时间。由于皮肤的厚度个体之间均存在着差异,因此,用药的浓度和量要因人因部位而异,发现用药量过大应及时擦除。

3.创面感染

少见。预防的措施包括全身和局部应用广谱抗生素,并保持创面清洁。因为感染有加重创面深度,引起瘢痕增生的可能,故一旦发生,要采用敏感有效的抗生素,并促进创面引流,即时控制感染。

第五节 冷冻美容术

一、冷冻治疗原理

冷冻治疗是利用低温作用于组织,使之发生坏死,以达到治疗目的的一种方法,是一个生物化学过程。机体组织受是到0℃以下低温作用时,组织中的水分冻结形成冰晶。作用的温度不是很低时,组织降温缓慢,冰晶主要在细胞外形成;作用的温度很低时,组织急骤降温,则冰晶主要形成于细胞内,细胞内的冰晶致死性损伤作用更大。故制冷剂的温度越低,对细胞的损伤作用也越大。

根据目前资料,低温引起组织坏死的机制可概括为以下5个方面。

(一)机械损伤

当组织发生缓慢冻融时,组织间冰晶首先融冻而吸收热能,使细胞内冰晶再晶化,形成更大的冰晶,进一步损伤细胞。[1]

(二)细胞中毒死亡

细胞内外冰晶形成,可使组织液中电解质浓度增高和酸碱度发生变化,从而引起细胞中毒死亡。

---

[1]乔刘永.眼部整形美容术后采用冷疗法的临床疗效[J]. 特别健康,2021(31):101.

(三)细胞膜类脂蛋白复合物变性

组成细胞膜的各种脂蛋白复合体,处在冷冻和高渗环境下容易变性、分解,致使细胞膜破裂而死亡。

(四)温度休克

温度急剧变化,有时甚至未达到冷冻程度即可损伤细胞,使细胞在未冻结前就丧失生命,此称温度休克。

(五)微循环障碍

冷冻局部血管收缩,血流减慢淤滞,管腔内血栓形成,血管内皮细胞肿胀、坏死,微循环闭塞,组织细胞缺血性坏死。

一般认为,细胞致死的低温最高温度线在-20℃。各种细胞对低温的敏感性不同,例如:色素细胞较为敏感,而皮肤组织、骨组织、神经组织的耐受性则较高。

目前用于冷冻治疗的制冷剂有液体氮(-196℃)、固体二氧化碳(-70℃),氟利昂(-90～-60℃),其中液体氮的制冷温度低,价格低廉,易于购买,使用安全。

液体氮冷冻治疗的方法有棉签法、接触法及喷射法。

二、冷冻治疗范围

(1)丝状疣、传染性软疣、寻常疣、扁平疣、乳头状疣、鸡眼、老年斑等疗效理想。

(2)少量小片状雀斑、粟丘疹及3mm以内的色素痣疗效较为理想。

(3)对黑痣、痤疮、毛细血管瘤、神经性皮炎瘢痕疙瘩等有一定的疗效。

三、禁忌证

冷冻治疗没有绝对禁忌证,但对存在感觉丧失的部位、长期使用糖皮质激素类药物治疗者、皮肤放射性损伤、水痘等病毒性皮肤病严重冻疮好发部位、年老体弱和幼儿对冷冻不能耐受者以及瘢痕体质者均应慎重使用。

四、冷冻剂量的控制

冷冻美容的主要要求是去除损美病变、不留明显瘢痕、美容效果满意,故治疗原则是宁可冷冻不足而重复治疗,不可冷冻过度而留下后遗症。如是恶性肿瘤,则以彻底除去病变为原则。

组织冻融后影响细胞生死的因素主要是冻融速度、冷冻温度、反复冷冻次数和组织对冷冻的敏感性。根据病变的深浅,临床上一般有 1～3 个冻融周期。冻融周期的控制,以接触治疗法为例,降温后待冷冻头周围出现冰线时开始计时,冷冻数秒至 2min 不等,融化时间至少是冷冻的 1.5 倍。

五、术后护理

(一)要重视创面保护,严防感染

冷冻治疗后局部应保持清洁,但不必包扎。愈合过程中,保持痂皮干燥,让其自行脱落,不能用手撕脱,如有瘙痒尽量不搔抓。过早脱痂出现创面外露者,可用小点状单层凡士林纱布覆盖加以保护,以重新形成痂皮。出现肉芽创面时,应积极换药并外用表皮细胞生长因子等促进愈合;治疗面积较大者,必要时可预防应用抗生素。如发生感染,应积极治疗,以减少后遗症。

(二)愈后皮肤护理

冷冻创面愈合后有时会出现色素沉着,需要数月甚至半年以上才能消退。早期应避免日晒,可口服维生素 C 和外用保护剂,预防色素沉着。少数患者愈后出现局部皮肤色素脱失,如面积很小可不作处理。

第六节 注射美容技术

注射美容是指通过注射的方法把注射物注射到目标部位,以实现面部美化、年轻化的美容方法。由于其具有方便、简单、安全、立竿见影、无须恢复、效果自然等特点,现在越来越受到医生和求美者的欢迎,在国外

又称作"午间美容"。①

目前我国临床上常用的注射美容用品主要有注射用软组织充填剂和A型肉毒杆菌毒素。

一、注射用软组织充填剂

(一)临床上常用的软组织充填剂

主要有2种:胶原蛋白和透明质酸。

1.胶原蛋白

胶原蛋白皮下充填注射在医学美容领域的应用已超过30年。经历了时间的充分考验依然经久不衰,这主要源于胶原蛋白在皮肤中的特殊地位。人体皮肤真皮层的75%都由胶原蛋白构成,其独特的网状结构保障了皮肤的弹性和张力,使皮肤呈现年轻化。同时,胶原蛋白还是皮肤表皮和毛发的营养供应站,皮肤的生长和修复及营养都离不开胶原蛋白。

皮肤健康的两大关键因素——抗皱和保湿,与胶原蛋白直接相关。世界胶原蛋白之父布兰特博士指出:皮肤的老化过程就是胶原蛋白流失的过程。人体在25岁之后,皮肤中的胶原蛋白就开始流失,尤其是女性,流失速度要比男性快几倍,由此造成皮肤中蛋白胶原网状结构崩解,并最终导致皱纹的形成。

以往的胶原蛋白填充注射产品都来源于牛,存在着效果维持时间短和过敏反应较多的问题。现在我国批准进口"双美"1号胶原蛋白植入剂取自无特定病原猪皮,通过专利胶原蛋白纯化技术去除可能致敏的胶原蛋白氨基酸序列,避免了生物免疫排斥反应。同时采用精致的交联技术,保证胶原蛋白的网状结构,延缓降解速度,效果维持时间更久。在增加真皮层组织的胶原蛋白含量的同时,能够刺激皮肤自身胶原蛋白的再生。

2.透明质酸

透明质酸是一种生理性物质,广泛分布在动物和人体结缔组织细胞

---

① 吴溯帆. 注射美容整形技术[M]. 杭州:浙江科学技术出版社,2015.

外基质中,在眼玻璃体、房水、滑液、皮肤、脐带中含量较高。它在溶液中的无规则卷曲状态和它的流动力学特点赋予透明质酸某些重要的物理特性,如:高度黏弹性、可塑性渗透性、独特的流变学特性以及良好的生物相容性。正因为如此,它是一种用途广泛的生物可吸收材料。

与胶原蛋白非常相似,透明质酸也是皮肤的成分之一,不同的是它是皮肤基质成分之一。而且透明质酸在所有生物中的化学结构都相同,因此,它的免疫原性较弱,安全性更好,过敏反应的发生率更低,在治疗前无须进行皮肤测试,也极少引起异物肉芽肿。

由于透明质酸有亲水的特性,能吸收大量的水分至细胞间,所以它可以影响真皮层的容量体积和弹性。随着科学发展,透明质酸的交联技术也日益提高,通过交联可以获得不同分子量大小和不同结构的交联透明质酸,它们的性状、黏弹性、降解时间等,也各有不同。一般而言,相对分子质量大的黏弹性大,降解时间较长,适合注射到比较深的位置做填充等治疗;相对分子质量小的比较柔软,降解时间相对较短,适合浅部皱纹的治疗。另外,透明质酸酶能在短期内分解透明质酸,一旦过度注射可用这种酶来纠正。

现有透明质酸的来源大体有2种:从天然有机物如鸡冠中提取,或者通过细菌对糖发酵后产生的衍生物合成。后者是无动物源的产品,注射时没有被传染疾病的风险。国内目前已有厂家开始生产透明质酸钠和进行临床验证。透明质酸钠的突出特性是等容降解,保持长期有效性。一般生物降解会逐渐萎缩,但是它的特点是可以一直保持注射时的容量直到透明质酸完全被吸收为止。当凝胶降解的时候,水分会占据它的位置,凝胶慢慢散开的过程中,单独的凝胶分子会吸收更多的水分,结果就是:即便部分甚至大部分材料降解了,注射的地方仍然保持原来的体积。因此,在注射透明质酸后会看到疗效不是逐渐消退,而是一直持续,直到疗效突然消失。

(二)软组织充填剂的主要作用

1.除皱

可以用软组织充填剂来改善额部皱纹、川字纹、鼻唇沟纹等。

2. 轮廓塑形

可以丰眉弓、太阳穴、鼻、唇、下巴、"苹果肌"以及面部的一些凹陷。

(三)软组织充填剂注射美容的效果定位

由于东西方审美的差异,东方人追求自然、和谐、圆润的"瓜子脸",所以在效果定位上我们主张面部整体轮廓要柔和,局部要立体(比如鼻子),皱纹模糊化,鼻唇沟圆润化。

(四)软组织充填剂注射美容常见的并发症及处理

由于注射技术、注射产品及个体差异,注射过程中可能会出现以下并发症:红肿、出血、胀痛、结节肿块、发硬、感染、过敏及肉芽肿等。针对这些并发症,我们通常主张提高注射技巧、边注射、边压迫止血、边塑形,以及选择合适安全、国家批准使用的合格产品,如果出现结节可以热敷。

(五)软组织充填剂的分类

根据软组织充填剂的降解时间可分为短效(数月至1年)、中效(1年至2年)、长效(2年以上)。

(六)理想的软组织充填剂的主要特点

一是安全并具有良好的生物性。

二是稳定性好。

三是能保持固定的体积和柔韧度。

四是不会因吞噬而被清除。

五是无游走性。

六是可以刺激胶原再生。

二、A型肉毒杆菌毒素

A型肉毒杆菌毒素在美国是目前应用第一位的注射美容产品,主要应用于皮肤动态皱纹的消除和通过咬肌注射进行瘦脸。由于A型肉毒杆菌毒素有效持续时间一般在6～8个月,所以需要长期反复注射以维持治疗效果,每次用量不超过100U。肉毒杆菌毒素可以和充填剂联合使用。

肉毒杆菌毒素,是肉毒杆菌在繁殖过程中分泌的一种A型毒素。由于它对兴奋型神经递质有干扰作用,所以可减少表情肌(见图6-6)的收缩从而减少动力性皱纹。另外,它还可用于瘦脸、塑小腿等。

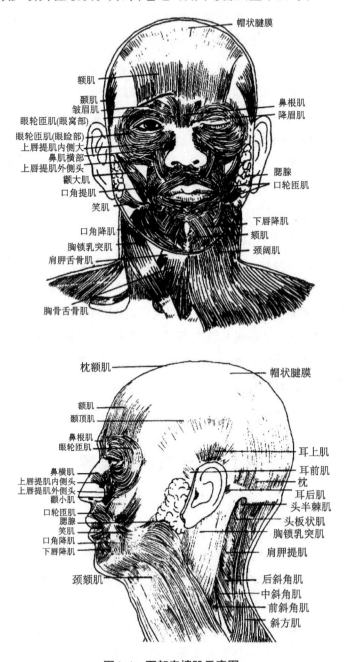

图6-6　面部表情肌示意图

肉毒杆菌毒素除皱绝对禁忌证：目标注射部位存在感染和对注射液成分（肉毒杆菌毒素、人白蛋白、盐水）过敏者。

相对禁忌证：①心理不稳定者或有不切实际想法或期望者；②职业依赖面部表情者（如演员）；③神经肌肉异常症患者（如重症肌无力、Eaton-Lambert综合征等）；④正在服用可能影响神经肌肉传导和放大肉赤杆菌毒素作用的药物（如氨基糖苷类、青霉胺、奎宁、钙通道阻滞剂等）者；⑤怀孕或哺乳期妇女（肉毒杆菌毒素属于C类孕妇禁忌药物）。

关于稀释比例和注射容量，目前是依注射者的偏好以及需注射的毒素单位量而定的。这个问题存在争议。一些医生主张使用浓度较高的溶液，以提升毒素的植入准确性并降低扩散风险；另一派则认为较高浓度溶液的操作难度较高，且易造成材料浪费。此外，还有人认为，扩散有助于使用更少毒素单位量达到相当效果（如额肌部位注射）。文献报道的稀释比例差异高达10倍：100～100U/mL。在用于面部治疗时，大多数医生以1～3mL生理盐水稀释肉毒杆菌毒素（100～33.33U/mL）。有研究建议理想的策略为：①对于较小的肌肉群，注射高浓度/低容量；对较大、分布广的肌肉群（如额肌），注射低浓度/高容量。②当注射较高浓度溶液时，建议使用短针头、30-gauge/0.3-mL胰岛素注射器，以提升注射精确度，显著减少浪费（短针头接口处无残留空隙）。

第七节 干细胞与美容

一、干细胞概论

传统的组织移植方法需要通过手术分期处理，不仅治疗复杂，而且手术费用也较高。随着干细胞研究的深入，有望通过注射的方式将干细胞注入体内，治疗方式较为简单，患者也易接受。例如传统用于软组织填充的自体脂肪填充术，由于组织吸收显著，因此需要3次以上手术，而通过注射脂肪干细胞将会显著缩短手术治疗疗程。

干细胞是一群具有高度自我更新、增殖能力和多向分化潜能的细胞,在组织正常生长发育过程中起着重要的"启动源"的作用,同时这种生物学特性也有利于缺损或病变组织细胞的再生和修复。胚胎干细胞具有极强的增殖能力和向人体各个方向分化的全能性,也就是说,胚胎干细胞具有分化形成整个人体各个器官甚至是生命的潜能。目前研究已经能够使用胚胎干细胞分化获得多种组织器官,但是由于胚胎干细胞应用中面临伦理学免疫排异、致瘤性等局限,目前尚未应用于人体。[①]

成体干细胞的提取和扩增不受伦理学的限制,因此有望在临床展开自体细胞的移植。成体干细胞是胚胎干细胞在分化发育过程中,在成体组织中遗留的具有多向分化潜能的干细胞。成体干细胞同样具有增殖迅速、自我更新能力强等优点,而且来源广泛,具有良好的应用前景。成体干细胞可来源于骨髓、脂肪、皮肤、神经、肌肉等多种组织,目前在整形美容外科应用较广泛的成体干细胞包括骨髓基质干细胞、脂肪干细胞等。骨髓基质干细胞具有较稳定的向骨和软骨定向分化的能力,可作为骨骼软骨组织构建的良好的种子细胞来源。目前采用骨髓抽取的方法获得的成体干细胞混杂有多种其他类型的细胞,如血细胞、内皮细胞、前体细胞等。通过分选纯化技术可以有效地分离纯化成体干细胞,而纯化细胞的关键是要了解干细胞的表面标志。骨髓基质干细胞特异性表面标志包括 CD90、CD105、CD106、CD44、CD29、CD73、CD117、STRO-1、Sca-1等,不表达内皮和造血系的标志CD11b、CD14、CD31、CD33、CD34、CD133、CD45等。目前通过酶消化法从脂肪组织中获得的细胞类型更加复杂,除了含有脂肪干细胞外,还含有血管内皮细胞、脂肪前体细胞、平滑肌细胞、成纤维细胞等。这些细胞具有不同的功能,在不同的使用目的下可具有不同的作用。与骨髓基质干细胞相比,脂肪干细胞的表面标志的表达更加复杂。脂肪干细胞表达CD13、CD29、CD34、CD44、CD63、CD73、CD90、CD105、CD166等,并随着传代次数的增加表达率也增加,脂肪干细胞不表达CD31、CD45等内皮系的表面标志。通过采用脂肪干细胞表达的干细胞相关蛋白对脂肪来源细胞进行分选可获得较为纯化的

[①]干细胞与医疗美容[M]. 昆明:云南科学技术出版社,2020.

脂肪干细胞，为脂肪干细胞在整形美容中的应用打下了良好的基础。脂肪来源细胞中同时存在脂肪干细胞、脂肪前体细胞和成熟脂肪细胞。根据细胞发育分化的传统理论，脂肪干细胞在机体内一定因素的作用下分化成脂肪前体细胞，而脂肪前体细胞在体内脂类物质含量增高时，可吸收脂类物质转化为成熟的脂肪细胞。但是也有研究表明，在脂肪组织移植早期缺血、低氧的状态下，成熟的脂肪细胞释放脂类，可逆行性分化为脂肪前体细胞。待血运建立以后，也就是在正常氧分压下，脂肪前体细胞又不断吸收合成脂类，逐渐分化为成熟的脂肪细胞，这也在一定程度反映了脂肪组织移植后体积的变化。结果提示成熟脂肪细胞和脂肪前体细胞之间可以相互转化，但是这种转化的具体机制以及其影响因素尚不清楚，有待进一步研究。

2007年发现的诱导多能干细胞更加神奇，日本科学家首先发现在成熟的真皮成纤维细胞中转入Oct3/4、Sox2、KIf4和c-Myc等4个基因，可以将处于终末分化阶段的成纤维细胞逆转为具有与胚胎干细胞相似的多向分化潜能的干细胞。这一发现极大颠覆了人们对传统干细胞来源的定义，使研究人员从寻找未分化细胞的局限中拓展出来，通过对来源极其丰富的终末分化细胞加以基因改造，即可使其"变废为宝"，成为我们所需要的多潜能干细胞，这就从根本上解决了我们目前所面临的最大的问题——种子细胞来源不足。诚然，这种人工修饰的干细胞目前在其伦理学、稳定性、致瘤性等方面还存在很大争议，尚不能用于临床研究，但是这种概念上的创新给整形美容外科的发展必将带来巨大的推动作用。

二、干细胞的研究进展

干细胞作为一种细胞类型可以用于细胞治疗，目前已经有大量的相关报道表明干细胞可以用于多种组织缺损的修复。软骨组织再生能力较低，软骨损伤后难以通过自我增殖来完成修复，软骨组织缺损长期无法正常修复，往往最终会导致骨软骨关节炎的发生，影响患者的运动等生理功能。细胞治疗的出现为治疗软骨病变提供了新方法。自体软骨细胞注射是最早用于治疗关节软骨缺损修复的细胞治疗方法。近年来研究发现，通过将自体软骨细胞与骨髓基质干细胞或脂肪干细胞混合后共同注射人关节软骨缺损处同样也可以修复关节软骨的缺损,并且注入的干细胞都在软骨细胞的诱导下分化成了软骨细胞。结果提示间充质干细胞可以用于修复软骨组织缺损。

脂肪组织缺损在整形美容外科中也是常见疾病,如半面萎缩症、衰老导致的颞部皮肤凹陷等。临床常用的脂肪注射术因存在组织吸收往往需要多次手术、多次填充,而目前已经将脂肪来源细胞从脂肪组织中分离出来用于软组织缺损的填充,减少了手术次数,并已取得了一定的疗效。但是经过酶消化后对细胞的活力以及基因序列是否产生影响尚无明确研究结果,需要进一步探索研究。

提高血管再生以及组织血液供应是整形美容外科需要解决的重要问题,在植皮、皮瓣手术中,提高皮片或皮瓣的血供是提高皮片或皮瓣存活率的关键。骨髓基质干细胞和脂肪干细胞都具有向血管内皮分化的潜能,因此也均可以用于提高血管再生以及增强组织血液供应。目前研究结果表明,这2种间充质干细胞确实参与皮片或皮瓣受区的血管再生,可能通过直接分化为血管内皮细胞和提高受区组织中促血管生成的细胞因子浓度,减少坏死的发生率,并提高皮片或皮瓣的成活率。另外,文献报道,骨髓基质干细胞可以用于修复心肌缺血,促进心肌再生。但是目前尚无明确研究表明,这2种干细胞在提高血管再生过程中发挥了多大的作用,以及其具体的作用机制。为更好、更放心地给患者使用这2种干细胞治疗,仍需在其作用方式和作用机制方面做深入研究。

诱导多能干细胞目前是干细胞研究领域的重大热门之一。诱导多能干细胞是通过基因技术将外源性基因转移到人体的终末分化的细胞——成纤维细胞中,将不具有多向分化潜能的人成纤维细胞逆转为具有多向分化潜能的类似于胚胎干细胞的多能干细胞。这种多能干细胞在细胞形态、增殖能力、膜表面蛋白、基因表达、表观遗传学和端粒酶活性等多个方面均与人胚胎干细胞相似。而且这种多能干细胞可以在体外和畸胎瘤中向3个胚层的各种细胞类型分化。这一技术的产生为整形美容行业提供了又一种潜在的临床治疗的方法。目前已有研究表明,诱导多能干细胞可分化获得具有功能的心肌细胞、神经细胞、巨噬细胞等,为相关领域的发展起到了巨大的推动作用。

整体而言,干细胞在整形美容外科的应用尚处于实验研究阶段或者初步临床试验阶段,还需要对干细胞的细胞生物学特性和其在整形美容外科应用的具体作用机制和作用方式进行深入研究。根据目前的研究进展,成体干细胞越来越受到人们的关注。成体干细胞在整形美容外科中具有广阔的应用前景,不受伦理学的束缚,可以单独应用,也可以结合组织工程技术或整形美容外科手术,提高手术效果,并具有长期的疗效。干细胞可以应用的领域极为广泛,干细胞治疗技术的发展必将推动新一轮的医学技术革命,使人体组织器官的自我修复、自我再生成为可能,具有重要的长远意义。

三、干细胞在整形美容外科的应用

(一)脂肪组织

面部脂肪组织缺损是整形美容外科常见的疾病,往往由半侧颜面萎缩症或外伤等导致。目前临床上常用的治疗方法主要是通过自体脂肪组织移植到缺损部位来改善局部的外形。随着干细胞研究的深入,脂肪干细胞越来越成为脂肪再生的重要细胞来源。通过从自体脂肪组织中提取脂肪来源细胞,然后通过细胞移植即可更有效地改善局部软组织缺损。目前常用的脂肪来源细胞提取方法是用胶原酶消化脂肪组织,将消化后的组织用高速离心机离心,离心后可见脂肪组织在离心管中分为3层:最上面一层为黄色的脂肪层,该层为尚未完全消化的剩余脂肪组织,由于缺乏有效的细胞成分,一般弃去不用;最下面一层为细胞沉淀,这层中含有大量脂肪干细胞、血管内皮细胞、脂肪前体细胞等,具有促进血管形成和脂肪再生的功能,因此这层细胞团是我们所需的可以用作组织充填的细胞;在这两层之间紧贴第一层的下方有中间层,这层细胞以变形损伤的脂肪细胞为主,只含有少量的间充质干细胞,在细胞治疗中可作为备用细胞。

整个细胞提取的过程影响因素较多,为保持细胞活力,提高细胞移植后的成活率,需避免对细胞活力不利的影响因素,常见的影响细胞活力的因素包括：供体的年龄、脂肪获得的方式、脂肪组织的供区来源、酶的浓度和消化时间、离心速度、细胞冻存等。年轻供体的脂肪来源细胞的黏附能力和增殖能力较年长供体强。脂肪切除术和肿胀抽脂术获得的脂肪来源细胞的数量较多，扩增次数和倍增时间也均优于超声抽脂术获得的脂肪组织。就部位而言，哺乳动物（特别是大鼠和小鼠）脂肪组织取材部位的不同对收集的脂肪干细胞的细胞组成和分化能力均有影响，其中腹股沟部位的细胞的多向分化能力最强。人类脂肪组织的供区来源一般包括大腿、腹部、腰部、臀部、四肢及其他部位等，由于不同解剖部位脂肪组织的脂解活性、脂肪酸的组成及基因表达谱存在差异，因此不同供区的细胞活力也有差异。皮下来源的脂肪组织中脂肪干细胞的数量和增殖能力较腹部内脏来源的脂肪组织要多、要强，而单就皮下来源的脂肪组织中获得的脂肪干细胞的活力而言以大腿部位的活力为最佳。另外，人体脂肪组织分为白色脂肪和棕色脂肪2类。白色脂肪即常说的以储存能量为主要功能的脂肪组织，呈黄色或黄白色；而棕色脂肪则以产生能量为主要功能，这种脂肪在婴幼儿期较多，成年后逐渐退化。动物实验发现，大鼠和小鼠白色脂肪中的多能干细胞数量和分化潜能强于棕色脂肪组织。这也提示了白色脂肪组织在细胞活力方面具有的优势。胶原酶对组织的损伤虽然较胰蛋白酶低，但是酶浓度和消化时间还是会对获得的细胞数量和细胞活力产生极大的影响。酶的浓度过低、作用时间过短，大多数细胞未被消化成单个细胞从原来的组织中脱离出来；而酶的浓度过高、作用时间过长，则细胞与酶接触时间过长使细胞结构受到破坏，影响细胞的活力。因此，需要在保持细胞活力与获得足够的细胞数量之间取得平衡。一般而言，酶的浓度在0.1%左右，而消化时间在37℃时为1h左右。离心速度不宜过高，否则容易损伤细胞结构，一般以1200g左右为宜。另外，细胞保存也对细胞活性有着重要影响。脂肪抽吸物在室温条件下应尽快消化，以免脂肪干细胞的活性降低，如在4℃条件下可过夜保存，但是细胞活力会稍有影响。而经体外细胞培养增殖后脂肪干细胞以0.5×10^{6}细胞/mL浓度冻存，细胞活性保持最好。

（二）皮肤

皮肤是爱美人士最为关注的部位之一，而随着年龄的增加，面部皮肤会出现松弛、皱纹、色斑等表现。人在年轻时皮肤之所以富有弹性，主要是因为皮肤真皮层内的成纤维细胞产生的Ⅰ型、Ⅲ型胶原。随着年龄的增加、人的衰老、工作劳累等原因，细胞活力逐渐降低，细胞分泌产生胶原蛋白的能力也下降，这样就使皮肤变得松弛、干燥，最终出现皱纹，失去光泽。因此要保持皮肤的弹性和紧绷，就必须增加皮肤内胶原蛋白的含量，提高皮肤内细胞的活力。

皱纹是皮肤老化的重要标志之一。动力性皱纹可以通过肉毒杆菌毒素注射解决，而与缺水有关的皱纹则需要对皮肤全面补水和保湿。胚胎干细胞能刺激皮肤组织产生透明质酸，对皮肤进行自身产生高效的保湿作用。另外，胚胎干细胞还含有表皮细胞生长因子、碱性成纤维细胞生长因子等成分，调节促进皮肤全层的组织细胞的生长代谢，促进弹性纤维胶原蛋白的合成，从而达到除皱嫩肤的作用。人体衰老以后刺激黑色素分泌增多，因此年纪大的人皮肤色素斑点也较多，目前解决这一问题主要从2方面考虑：一是减少黑色素形成，二是促进黑色素分解。前述的胚胎干细胞产生的表皮生长因子还抑制黑色素代谢过程中的关键酶——酪氨酸酶的活性，减少黑色素的生成，从而减少皮肤色斑和色素沉着，提高皮肤质量，达到美白祛斑的效果。面色红润能够给人一种年轻健康的感觉，这也是皮肤血供丰富的表现，若皮肤血供减少就会给人以面容憔悴的感觉。促进面部皮肤微循环，改善面部血液供应是当前美容研究的热门话题。目前发现胚胎干细胞中含有血管内皮生长因子，促进皮下微血管的增生，增加皮下血供，改善皮肤的微循环状态，使营养成分更好地被皮肤所吸收，使皮肤时刻保持最佳状态，延缓皮肤衰老。

（三）瘢痕和创伤愈合

皮肤损伤层次较深或损伤严重时，组织在愈合的过程中会导致瘢痕愈合，严重的甚至导致创伤不愈合。黄种人的瘢痕形成还是较为明显的，这也是患者就诊的常见主诉之一，尤其是面部的瘢痕。对于爱美人士来说，即使是不明显的瘢痕也常常令患者难以忍受，甚至产生严重的心理压力。干细胞中含有的表皮生长因子对皮肤组织有再生作用,并可通过分化形成组织所需的细胞,最终完成损伤皮肤的原位生理修复。目前已有文献报道,通过干细胞移植可分化形成多种细胞促进创面修复,甚至还可形成毛囊、汗腺等皮肤附属结构。这也为治疗褥疮、放射性溃疡等难治性创面提供了崭新的治疗方法。

第八节 基因工程与美容

一、基因工程概论

基因是指脱氧核糖核酸分子上携带遗传信息的核苷酸序列的总称,是遗传的物质基础。基因通过半保留复制的方式把遗传信息传递给下一代,精密地保留亲代的遗传信息,使后代出现与亲代相似的性状。人类的DNA大约有10万个基因,这些DNA称为基因组DNA。基因组DNA储存着生命孕育生长发育、衰老凋亡过程的全部信息,通过复制、表达、修复,完成生命繁衍、细胞分裂增殖物质合成、突变修复等重要生理过程。基因是生命的密码,记录和传递着遗传信息。生物体的生、老、病、死等生命现象都与基因有关。它同时也决定着人体健康的内在因素,与人类的健康密切相关。人体各种组织之所以具有不同的形态和功能,也是由于各种基因在不同组织中的表达水平或表达与否有关所致。[①]

人类的各种疾病总体来说可以分为2类:一类是遗传因素导致的疾病,另一类是环境因素导致的疾病,即内因和外因2种。其中遗传因素导致的疾病主要是指基因异常所致,主要包括单基因遗传病和多基因遗传病2类。单基因遗传病是基因组中的某个基因座位发生异常导致的遗传性疾病,如血友病、地中海贫血等。而多基因遗传病则是基因组中包含多个致病基因或异常基因,这些致病基因共同发生作用,在一些外部环境因素的作用下导致疾病的发生,如高血压、冠心病、糖尿病、肿瘤

---

①谢统鹏,李校坤. 美容护肤革命 基因美容[M]. 广州:广东经济出版社,2002.

等。基因异常的发生形式主要有基因缺失、基因突变、基因插入、基因错位等。基因的异常使得该基因合成的蛋白质结构发生改变从而导致蛋白质的功能缺陷，少量的基因异常可通过人体免疫系统和基因调控予以修正，避免疾病的发生。如果大量基因发生改变，同时在外源性不良因素的作用下，往往会导致人体疾病的发生。

随着生物技术的发展，基因诊断技术正在兴起，通过采用核酸分析技术在核酸水平对人体基因进行检测，能够早期发现致病基因和基因异常，实现对疾病的早发现、早诊断、早治疗。基因诊断技术具有针对性强、特异性高、灵敏度高、适应性强检测范围广、操作简单、可一次性获得大量信息等优点。通过对致病基因进行检测，可对疾病实现早期预警，并精确监测各个组织器官的健康状态，对可能出现的长期变化做出预测，也可通过国际信息共享实现国际范围内的大会诊，有针对性地反映人群的健康状态，指导人群预防疾病的发生，使医学进入现代化、国际化水平。基因诊断技术主要包括3大类：聚合酶链反应技术、核酸分子杂交技术和基因芯片技术。PCR技术根据碱基互补配对原则，在特异性目的基因的引物作用下，通过变性、退火、延伸3个过程的反复循环，将微量的目的基因在短时间内扩增数百万倍，然后通过凝胶电泳分析，直接观察到目的基因的表达情况。PCR技术的出现给基因诊断技术带来了极大的便利。核酸分子杂交技术主要包括Southern blot、Northern blot、原位杂交技术等。Southern blot是研究DNA表达及其含量的基本技术，其基本原理为将待检测的DNA分子借助/不借助限制性内切酶酶切消化后，通过琼脂糖凝胶电泳进行分离酶切DNA片段，继而采用变性液将其变性、中和并按其在凝胶中的位置转移到硝酸纤维素薄膜或尼龙膜上，固定后再与同位素或其他标记物标记的探针进行反应。如果待检DNA中含有与探针互补配对的序列，则二者通过碱基互补的原理进行结合，洗涤游离探针后用自显影或其他合适的技术进行检测，从而显示出待检的片段及其相对大小。

Norther blot是研究RNA表达及其含量的基本技术，其基本原理与Southerm blot相似，只是在操作流程上略有差异。先对待检RNA样品进行变性,再进行琼脂糖凝胶电泳,然后再按照与上述Southern Blot相同的原理进行转膜,并用探针进行相关检测。原位杂交技术是一种在保持组织形态的前提下,定性、定量检测目的基因的一种技术。其原理是采用与待测目的基因碱基互补配对的探针作用于组织,与组织中的待测基因特异性结合,通过探针携带的显色标记物,如荧光物质或放射性物质,在相应显色方法下可在组织原位观察到待测目的基因的表达,并可定量说明基因的表达量。基因芯片技术是一种用于大批量分析生物学信息的常用主要技术,它是在分子杂交的基础上发展起来的。也是利用带有标记物标记的探针与待测基因结合,利用不同的显色方法使待测基因显色,然后通过检测杂交信号的强度及分布来进行分析。由于基因芯片技术是一种高通量、大范围的检测,因此需要结合生物信息学技术进行综合分析。

通过上述的基因诊断的方法,可以预知疾病,也可以用来了解健康人群皮肤的衰老或退化的程度,甚至可以找到衰老退化的原因,从而为个体延缓衰老提供个性化的治疗指导。在上述理论的指导下,基因工程技术可以通过外源性加入特定基因,对致病基因进行调控,使其恢复正常表达水平,从而从根本上治愈疾病。基因工程技术是近年来发展起来的一种新型的生物技术,是生物工程的一个重要分支。借助基因工程技术,可根据人们的意愿自行设计,通过外源性因素改变基因或基因组从而影响生物的遗传特性。比如采用重组DNA技术,将外源性基因转入细菌中表达,使细菌能够生产人所需要的基因或蛋白产品;也可将外源性基因直接转入动物细胞,通过筛选后可构建获得具有新遗传特性的转基因动物细胞或者动物;或采用基因敲除结合转基因动物筛选技术,可获得有目的基因遗传缺陷的动物。上述这2种方式分别通过对某种基因过表达和基因敲除从正反2个方面对特定基因功能和机制研究进行研究。目前基因工程已经在整形美容领域开始了一段时间的临床应用,并取得了很好的效果,尤其是通过基因工程获得的面部除皱和瘦脸的特效药物——A型肉毒杆菌毒素,更是因其见效快、使用方便获得了"午餐美容术"的美称。

二、基因工程在整形美容领域的应用

基因工程技术在整形美容领域的临床实践和科学研究等方面都发挥着巨大的作用,展现了广泛的应用前景。下面主要就注射美容、组织再生、基因诊断3个方面进行具体叙述。

(一)注射美容

A型肉毒杆菌毒素是目前国内医学美容门诊常用的消除面部动力性皱纹和咬肌缩小的短效治疗药物。这种生物制剂可通过基因工程的方法,大量扩增获得。它是致命的肉毒杆菌分泌形成的细菌外毒素,有剧毒。肉毒杆菌毒素最早虽然是作为一种生化武器投入到战争中,然而随着发现其在消除眼部皱纹中有奇效而逐渐转向医学美容的应用中来。由于目前应用于临床美容的药剂相对于生化武器已经大量稀释,再加之整形美容医生在肉毒杆菌毒素注射中技术的不断提高,因此肉毒杆菌毒素的安全性是有保障的。肉毒杆菌毒素的作用机制是:毒素作用于胆碱能运动神经的末梢,拮抗钙离子的作用,抑制运动神经末梢乙酰胆碱的释放,从而使肌肉不能收缩,也可使皮肤皱纹平复,以达到瘦脸和除皱的目的。

另外一种常用的注射美容除皱用的针剂瑞蓝2号虽然不是采用转基因的方式获得,但是这种药物也不是传统的动物来源,而是由细菌发酵而成。瑞蓝2号的主要成分是透明质酸,它是瑞典乌普萨拉Q-Med AB公司所研制的一种稳定的、部分交联的透明质酸凝胶。这种凝胶状态的透明质酸不是动物来源,而是通过马链球菌在糖中发酵而产生,再经过沉淀、过滤、干燥等过程而纯化获得的。在获得的产物中加入环氧化物,使不到1%的透明质酸分子结构产生永久性的化学交联,从而稳定整个透明质酸分子链。最终产物置入包装容器内加热、灭菌,成为商品。其使用有效期能维持1年半之久。由于整个生产过程都不需要动物来源材料,因此这种产品又被称为非动物源性、稳定的透明质酸,其特点为非动物性来源,因此无免疫排斥作用。这种类型的透明质酸凝胶浓度高,分子量精确,更符合人体的生理特点;注射后无棱角或颗粒状感觉,手感与正常皮肤相似。这种透明质酸在将来也可通过转基因的技术获得大

量的透明质酸形成,从而提高该产品的生产效率。

综上所述,通过基因工程技术以及其他相关技术,可以大量生产出具有良好生物相容性、生物活性,而且对人体无害的生物制品。这些生物制品应用于整形美容领域,可以给该行业带来巨大的发展潜力和空间,也给爱美人士带来了便利和安全。随着基因工程技术的不断发展,用于整形美容外科的生物制剂的剂型和与人体的相容性都会进一步提高,而这必将带动这个学科的进一步发展。

(二)组织再生

基因工程技术在整形外科与修复重建外科,特别是组织再生研究中应用较广,如在皮肤、骨、软骨、肌肉、皮瓣、神经等组织中研究颇多,通过将促进组织再生的基因转入组织细胞,促进生长因子合成增加,从而发挥组织再生的作用,促进创伤修复重建。由于基因工程技术在各类组织中的应用方法相似,下面主要以研究较多的皮肤创伤愈合为例进行具体介绍。

东方人在出生后发生的深层皮肤损伤会引发创伤部位皮肤组织的愈合过程,最终形成瘢痕组织。如创面迁延不愈,则会形成慢性皮肤缺损。在皮肤组织愈合的过程中,许多生长因子在创伤部位通过自分泌和旁分泌的方式发挥着重要的作用,促进细胞分裂增殖,调节细胞间的相互作用和细胞外基质的分泌。因此,通过外源性使用生长因子的方法治疗瘢痕和促进创伤愈合具有广阔的应用前景。

目前研究发现,通过基因工程技术,将外源性的生长因子基因序列导入细胞中,可在细胞内长期表达我们所需要的生长因子,而且表达的量也是可以调控的。这提示,如果将有利于组织愈合的生长因子导入创伤周围区域,促进这些区域细胞表达促进愈合的生长因子,即可加速创面的愈合,减少瘢痕的形成。采用基因工程技术将生长因子转入组织细胞需要载体的协助,通过将生长因子基因附带在载体上才能进入组织细胞。目前根据来源,常用的载体类型主要包括质粒载体、噬菌体载体和病毒载体等。质粒是细菌细胞内具有遗传作用的环状双链DNA分子,独立于细菌染色体之外。目前常用于基因工程中的质粒是经过人工加工过的,分子较小,便于稳定存在,含有多个限制性内切酶酶切位点,便于外源性基因的插入。噬菌体载体是利用噬菌体的感染特性将噬菌体内的基因转移到宿主细胞体内,载体容量较大,转染效率较高。目前在整形外科领域研究较多的是病毒载体,包括逆转录病毒载体、慢病毒载体、腺病毒载体等。逆转录病毒载体的局限性在于只能转染增殖细胞、生物反应性大等,目前主要用于基因治疗的离体实验。而腺病毒载体相对来说是一种较新式的方法,对增殖和非增殖的细胞均可转染,而且并不整合到宿主的基因中去,不导致宿主遗传突变。缺点是表达时间短暂,腺病毒本身的某些抗原可引起人体的免疫反应。

有文献报道,血小板源生长因子β(PDGF-β)在创伤愈合中发挥着重要作用,通过腺病毒的方式将PDGF-β转入糖尿病溃疡创面处的组织,可显著促进组织再生、新生血管形成和创面愈合。理想的病毒载体能同时提供高效的基因转染效率、长期稳定的基因表达及高度的生物安全性和相容性。慢病毒载体具有可用于转染非分裂细胞、目的基因整合后可长期表达、引起的免疫反应小等优点,适于体内基因治疗,因此有望成为理想的基因转染的载体。目前对慢病毒载体的研究发展很快,也很深入,通过慢病毒载体将所需生长因子,如SDF-1、PDGF-β转染到目的细胞中,可以促进小鼠创面愈合。总之,基因工程在整形美容领域的应用具有广阔的前景,随着基因工程技术的发展和在整形美容外科基础研究中的应用进展,有望通过借助载体将所需的外源性生长因子加入创面区域,促进创面的愈合,使得创伤愈合也如同"生物瘦脸"一样简单、安全、高效。

(三)基因诊断

对于同一种药物或其他治疗方式,不同患者的疗效各不相同,其中一个主要原因是每个人的基因组是不同的。因此,通过了解患者基因组,找到关键基因的差异,进行基因水平的诊断,是实现个体化治疗的关键所在。现代科学证明,个体的基因决定了生长发育的速度、衰老的发生、疾病的罹患和个体的寿命。对于整形美容领域而言,基因诊断的作用也相当重要。当前的观点认为,健康的才是美丽的。只有保证机体的健康状态,才是美丽的基础。如上所述,各种组织的再生修复都需要生长因子的参与,如果通过外源性添加的方式加入这些因子,还需要注意其对某些特殊人群伴随的不良反应,比如p53等基因突变的患者使用干细胞生长因子反而会促进肿瘤的发生。这也提示,如果改变纠正突变的基因使之转回正常,即可减少肿瘤的发生概率。因此,找到某种疾病的关键致病基因,然后通过基因工程的技术加以修复,可以从根本上治愈该疾病。

脂溢性脱发是男性常见的以慢性、进行性脱发为特点的疾病,随着年龄的增加,其发病率呈显著上升表现。有研究表明,这种疾病是由于编码促进头发生长的BMP和EPHRIN2种蛋白的基因表达下调,而抑制头发生长导致脱发的NT-4基因表达上调所致。这就为我们了解该疾病,找到主要致病原因并最终治愈该疾病提供了方向。虽然目前尚无法真正通过基因工程的技术对上述表达异常的基因进行修正,但是至少可通过基因筛查预测患者中疾病的可能性,再结合传统治疗方式,能够更加有针对性地对患者进行相应的治疗。

综上所述,基因工程技术的发展将使整形美容外科的诊断和治疗迈入更高的层次。随着科技的发展,基因工程的方法将会越来越简便,成本也会逐渐降低,必将更为广泛地应用于这个领域,进一步推动整形美容外科的发展。

第九节 组织工程与美容

一、组织工程学概论

由于组织器官再生能力较低,而且再生后组织器官功能也难以恢复到正常组织器官的水平,因此组织器官缺损一直是整形外科与修复重建外科面临的重大问题之一。近年来,组织工程技术为解决这一难题提出了新的方向。组织工程学是一门新兴的交叉学科,涉及医学、生物学、材料学、工程学等各个领域。组织工程技术是将种子细胞接种到具有良好生物相容性的生物材料支架上，经过体内或体外的培养，随着可降解生物材料的降解，最终形成所需要的具有良好功能的目的组织的技术。目前采用组织工程技术已经成功构建出软骨、骨、肌腱、皮肤等组织。构建的组织工程化组织的成熟程度受多种因素的影响，包括种子细胞、生物材料、生物力学、生物反应器等。[①]

(一)种子细胞

最早用于组织工程研究与应用的种子细胞为成体细胞。成体细胞与构建的目的组织具有相同的细胞表型和功能，因此被认为是最理想的种子细胞来源，如用于软骨组织构建的软骨细胞、肌腱组织构建的肌腱细胞和真皮组织构建的成纤维细胞等。但是由于可获取的种子细胞数量有限，需要经过体外扩增才能达到组织构建所需要的细胞数量，这些分化细胞经长期体外传代培养后细胞表型逐渐丧失，功能也逐渐减退，最终出现细胞老化肥大以及去分化等表现，从而严重影响了种子细胞的质量。干细胞具有极强的增殖能力和多向分化潜能，因此，干细胞一经发现立即引起了研究人员的关注。目前用于组织工程研究和应用中的干细胞主要包括胚胎干细胞、成体干细胞和诱导多能干细胞。胚胎干细胞具有无限增殖能力和向人体组织各个方向分化的能力，目前已经成功构建了多种组织，如血管、心肌、神经等，但是相关研究仍处于实验研究阶段，而且胚胎干细胞的应用受伦理、免疫排斥和致瘤等问题的制约，目前还难以进一步应用。相对而言，成体干细胞受上述限制较小，而且成体干细胞在体内分布广泛，具有多向分化潜能，增殖活力也较强，因此成体干细胞目前已经成为组织工程种子细胞研究的热点。成体干细胞来源广泛，可来自骨髓脂肪、皮肤等各类组织，其中骨髓基质干细胞因取材简单，体外增殖能力强，且具有较强并稳定的骨、软骨分化潜能等优点，成为目前公认的骨和软骨构建理想的种子细胞之一。但是骨髓穿刺获得骨髓量少，如需构建的组织体积较大，则仍需经过体外长期培养扩增

---

①李伟,张玉洁,胡筠,等. 激光点云结合逆向工程快速构建软组织立体模型在美容外科的应用[J]. 中国组织工程研究,2015(15):2346-2350.

和反复传代。在目前的实验条件下,成体干细胞经过体外长期培养容易发生自发分化,降低细胞诱导分化成所需组织的效率。

因此,对于需要较大细胞量的组织构建,骨髓基质干细胞并不是最理想的种子细胞来源。2001年,Zuk等在脂肪组织中发现了一种新的成体干细胞——脂肪干细胞。脂肪干细胞除了具有成体干细胞共有的增殖能力强、多向分化能力等优点外,还具有来源广泛、细胞数量多、供区损伤小、细胞来源于整形美容手术脂肪抽吸术、患者易接受等优点。目前随着人民生活水平的提高,需要进行脂肪抽吸和有能力进行脂肪抽吸的患者大幅增多,可以通过一次脂肪抽吸术获得大量细胞,一次性解决了种子细胞数量的问题。因此,脂肪干细胞在组织工程中应用具有广泛的前景。当然,脂肪干细胞也存在一些不足,如虽然具有多向分化潜能,但是其分化潜能不平均。以中胚层为例,脂肪干细胞脂肪方向的分化潜能最强,骨方向的分化潜能次之,软骨方向的分化潜能最弱,这也在一定程度上限制了它的应用。诱导多能干细胞是最近一项崭新的研究发现,通过在成纤维细胞中转入Oct3/4、Sox2、Klf4和c-Myc等4个基因,可以将处于终末分化阶段的成纤维细胞逆转为具有与胚胎干细胞相似的多向分化潜能的干细胞。当然对于诱导多能干细胞的研究尚处于起步阶段,还需要做大量相关研究排除致瘤性,确保稳定性。

(二)生物材料

目前应用于组织工程领域的生物材料包括2大类:天然可降解材料和人工合成材料。天然可降解材料包括壳聚糖、胶原和明胶、纤维蛋白、藻酸盐、透明质酸、糖胺多糖等,对其在组织工程中的应用目前已有较多研究;人工合成材料目前在组织工程中应用较为普遍,已有大量文献报道,包括多聚羟基乙酸(PGA)、聚乳酸(PLA)、聚乳酸聚羟基乙酸共聚物(PLGA)等。PGA经过特殊模具压制可形成多孔的三维结构,目前已被认为是最理想的软骨构建生物材料之一。PGA材料构建的软骨组织的软骨特异性细胞基质和组织学表现都与正常软骨组织相似。但是目前采用的PGA材料在体外软骨诱导过程中容易发生变形。解决这一问题的方法是可在塑形后的PGA材料上滴加PLA,但是由于PLA对细胞与材料的黏附有影响,若PLA浓度过高细胞黏附能力就会降低,而PLA浓度过低则PGA的形状和生物力学强度难以维持和保证。因此选择合适浓度和比例的PLA是关键一环。采用PGA/PLA除了可以构建出普通形状的软骨组织外,甚至还可以构建出具有特殊精确形状的软骨组织,如耳郭形状的软骨。根据对正常耳郭结构的扫描结果,将数据传输到电脑中,采用计算机辅助设计和计算机辅助制造技术制作出与正常耳郭一模一样的耳郭模型,然后将PGA/PLA材料放到模型中压制,即可获得与对侧耳郭形状呈镜像对称的耳郭形状的材料。这种预制的耳郭形状的材料与计算机辅助制作的耳郭模具的相似性接近100%。将软骨细胞接种于这种预制的材料中,经过体外培养12周后形成的耳郭样软骨组织与计算机辅助制作的耳郭模具的相似性超过80%,而且组织学可见,构建的软骨组织含有丰富的软骨特异性细胞外基质并形成成熟的软骨陷窝结构。体外培养12周后,组织工程化软骨具有良好的弹性和力学强度。这些结果也为采用组织工程技术构建具有精确形状的软骨组织开启了希望之门。

除此之外,还可采用软骨脱细胞基质作为三维构建的支架材料用于软骨组织构建中。前述软骨微环境是软骨组织发育成熟的关键因素。因此,采用软骨脱细胞基质可最大程度保留软骨细胞生长所需的细胞外基质。软骨脱细胞基质中含有大量软骨组织的天然因子,对于软骨细胞生长具有良好的生物相容性。但是,软骨组织是一种致密的组织,难以去除其中的细胞成分,而且细胞接种时细胞难以渗透进入脱细胞基质的中心。有文献报道称,将软骨组织逐层切下,切成$10\mu m$厚的薄片后,再将这些薄片进行脱细胞处理,这样其中的软骨细胞就容易彻底去除。而接种细胞时,细胞也更容易深入到脱细胞后的细胞基质薄片中。最后将这些接种好细胞的脱细胞基质薄片逐层叠加组合后即可获得完整的细胞材料复合物。经过体外4周和体内12周培养后,细胞材料复合物形成良好的软骨样结构,组织学显示构建的软骨组织形成了成熟的软骨陷窝结构,并表达软骨特异性的细胞外基质。这也为软骨组织工程提供了一种新型的生物材料和软骨构建方式。

(三)生物力学与生物反应器

生物力学也是影响组织工程化组织成熟度的重要因素,特别是骨、软骨、肌腱等与力学负荷密切相关的组织,通过施加一定限度的生物力学刺激,可以显著促进这些组织的成熟程度。例如,软骨组织在生理条件下受剪切力、静水压力等力学因素的刺激,而肌腱组织更是受到拉力的间断刺激。因此,利用工程学技术根据上述生理状态下生物力学的作用特点制造出具有组织特异性的生物反应器,在体外组织工程化组织构建过程中对组织施加一定的作用力,加速组织的成熟。

二、组织工程学的研究进展

组织器官缺损和功能丧失是目前整形外科与修复重建外科所面临的重大挑战。传统的治疗方法是采用自体正常组织修复缺损组织,即"拆东墙,补西墙"的方法,不可避免地会对供体部位造成新创伤。组织工程技术的出现将从根本上改变传统方法带来的局限性,为组织器官缺损的患者提供了一种开拓性的、崭新的治疗方法。组织工程技术的最大优点是采用少量的组织细胞,既可形成具有生命力的活体组织,对缺损的组织器官进行形态上的修复和功能上的重建,也可根据患者需要,构建出具有任意特定形态的组织。近年来,组织工程技术发展日新月异,国内外研究人员已经成功构建出多种组织器官,如骨、软骨肌腱、皮肤、牙齿、肌肉、神经、心脏瓣膜、血管,甚至肝脏、胰腺、心脏等器官,取得了令人备受鼓舞的巨大成就,同时也为医疗美容行业带来了新活力。目前一些体外培养的组织,如骨组织、皮肤等已经进行了初步临床应用,接近产业化生产,其他相关组织的组织工程构建也已经进行了大量的实验室研究,取得了较大的发展。具体进展分述如下。

(一)软骨组织

软骨组织是组织工程技术应用最早的组织之一。早在20世纪90年代,曹谊林等即在裸鼠体内构建获得了具有人耳形状的软骨,为软骨组织工程特殊形状组织的构建奠定了基础。最近,借助CT扫描结合计算机辅助技术,如CAD/CAM,可获得具有精确人耳形状的耳郭软骨,已接近临床应用。另外,使用组织工程技术修复关节软骨缺损,也已经取得了极大的发展,借助软骨细胞可以修复单纯的软骨组织缺损,而对于软骨和骨组织同时缺损时,采用同时具有软骨、骨分化能力的骨髓基质干细胞可同时修复软骨缺损和骨缺损。甚至气管部分缺损的患者,也可以通过组织工程技术予以修复,并取得了较好的随访效果。

(二)骨组织

组织工程化骨组织是目前组织工程技术发展较迅速的领域之一。目前国内外已经有较多的文献报道,采用组织工程技术可以修复患者的骨骼缺损,如颅骨缺损、齿槽裂、梨状孔凹陷、股骨、下颌骨等,并取得了不错的临床疗效。

(三)肌腱组织

与软骨组织相同,肌腱组织也是一个无血管的组织类型,同时其组织细胞排布有一定的方向性,对生物材料的预制要求相对较低,因此也非常适合采用组织工程技术在体外进行构建。生物力学刺激,尤其是拉力刺激,对肌腱组织的成熟至关重要,选择合适的力学刺激是获得具有较高力学强度的组织工程化组织的关键。目前,随着工程学的发展,已经制造出具有动态规则变化的生物力学反应器,可模拟人体生理状态中力学的刺激,采用这种生物力学反应器构建的肌腱组织的力学强度和组织成熟度都显著增强。根据国内外文献报道,目前已经成功构建的肌腱组织类型包括伸肌腱、屈肌腱等,都具有广阔的临床应用前景。

(四)皮肤

皮肤组织工程的研究也一直是热门领域之一。人体的皮肤分为表皮层和真皮层。目前皮肤组织工程已经从早期单纯构建表皮层或者单纯构建真皮层发展为同时构建表皮和真皮2层组织,用以修复皮肤缺损和瘢痕的治疗。近年来,随着干细胞研究的发展,通过在皮肤构建中加入干细胞,可获得具有多种皮肤附件如毛囊、皮脂腺、汗腺等高仿真的人造皮肤,为组织工程的研究带来了新希望。

（五）角膜组织

角膜组织工程中最重要的局限性为种子细胞来源受限。早期最常用的种子细胞为人角膜上皮细胞和内皮细胞，特别是胎儿角膜。由于角膜是无血管组织，因此免疫排斥较小，这也为角膜的异体移植提供了方便。近年来，研究发现皮肤成纤维细胞可成功地转化为表达角膜上皮细胞表型，也为角膜组织构建提供了一种新型的种子细胞来源。

（六）血管

采用血管内皮细胞、内皮祖细胞或干细胞等都可以在体外构建出具有三维立体结构的血管样组织，特别是采用脂肪干细胞可通过分化为血管内皮细胞和分泌促血管生成的可溶性因子增强皮瓣的血供，提高皮瓣的存活率。在相似的机制下，脂肪干细胞甚至可以改善心肌缺血的状况。虽然目前构建出来的血管样组织的顺应性和稳定性还有待进一步加强，但是，基于干细胞的细胞治疗方式也为缺血性疾病的治疗带来了新希望。

（七）牙齿和牙周组织

人体成年后牙齿脱落目前常规的治疗方式是种植义齿。随着组织工程学在口腔医学中的发展，通过组织工程技术，在体外可构建出牙齿，这意味着，人体在成年后牙齿脱落仍可以通过自体牙齿替代。这也将在一定程度上进一步促进口腔医学的发展。

三、组织工程在整形美容外科的应用

组织工程技术给整形美容外科带来了崭新的发展方向。通过组织工程技术有望在体内，甚至在体外，构建出符合人们需要的组织，甚至器官。目前不仅可以构建出血管、皮肤，还可以构建出具有三维立体结构的具有复杂精细解剖结构的组织，如耳郭、气管等。随着组织工程研究的进展，将在一定程度上影响整形美容行业的发展。

（一）软骨

面部软骨组织缺损是整形外科常见的，但是难以有效处理的疾病，软骨组织再生能力极差，患者往往因此而遗留畸形，甚至患上严重的精

神疾病。随着组织工程技术的兴起使不可再生的软骨组织缺损的修复变为可能。软骨组织是组织工程研究中开展较早的领域之一。软骨细胞是软骨组织中唯一的细胞类型,该细胞容易分离、培养、扩增,因此是构建软骨组织的最理想的种子细胞来源。目前组织工程化软骨已经进行了初步的临床应用,目前常用的方法主要包括自体软骨细胞移植、胶原膜复合自体软骨细胞移植、透明质酸复合自体软骨细胞移植等。目前采用CAD/CAM技术可获得具有精确人耳形状的生物材料支架,在这种预制的支架上接种软骨细胞,经过体外培养后,可形成与预制生物材料支架形状高度相似的耳郭软骨组织,为最终实现在耳再造与耳整形中的应用奠定了基础。

随着对间充质干细胞研究的深入,具有高效、稳定的软骨分化潜能的骨髓间充质干细胞,越来越受到人们的关注,目前已成为继软骨细胞之后,最为常用的软骨组织工程种子细胞来源。干细胞软骨分化的关键是找到稳定的软骨诱导体系。目前采用的软骨诱导方案是采用具有确定的软骨诱导作用的多种可溶性细胞因子,如转化生长因子β(TGF-β)、胰岛素样生长因子-1(ICF-1)等,通过高浓度的诱导因子在体外长期诱导将间充质干细胞转化为软骨细胞。这种诱导方案也是部分模拟了干细胞在体内软骨微环境中发育成软骨细胞的生理过程。软骨细胞是软骨微环境的主要细胞类型,目前研究发现软骨细胞在骨髓基质干细胞软骨定向分化中发挥着重要的作用。将骨髓基质干细胞放置于关节软骨的微环境中,发现骨髓基质干细胞可以被诱导成软骨细胞,如将骨髓基质干细胞放入非软骨环境中,如皮下组织中,骨髓基质干细胞则不能转化成为软骨细胞。这说明软骨微环境对干细胞的诱导分化起了极其重要的作用,而软骨细胞又是软骨微环境中的唯一种细胞类型,因此,软骨细胞有可能在骨髓基质干细胞软骨分化中发挥着重要作用。在这个理论的指导下,将骨髓基质干细胞与软骨细胞混合后,接种到生物材料上,经过体外和体内的培养,发现细胞材料复合物形成良好的软骨样组织,具有较高的生物力学水平和成熟的组织学结构,而且经过细胞标记发现骨髓基质干细胞在整个过程中被成功地诱导成软骨细胞。这些结果充分说明,软骨细胞在骨髓基质干细胞软骨定向分化中起了至关重要的作用。而这种混合共同培养的软骨诱导和软骨构建的方式也为软骨组织的修复重建提供了新思路。

总而言之,以上述技术进展为依托,软骨组织工程可实现利用自体细胞,根据各种需要制备各种形状的人工软骨,从而为患者量身定做个性化的具有良好功能的自体软骨组织。

(二)骨

目前骨组织工程已经进行了初步的临床应用,已经修复了颅骨缺损等组织缺陷,相信在不久的将来,可以将组织工程化的骨组织应用于整形美容,修复骨组织缺损或骨发育畸形等。生物材料的性质是骨组织工程研究的重点,也是影响构建的骨组织生物力学强度、细胞增殖、代谢的重要因素。目前骨组织工程的生物材料主要分为有机材料和无机材料2大类。有机材料包括胶原、脱钙骨基质、生物衍生骨支架材料、聚羟基二醇、聚乳酸、聚羟基丁酸等;无机材料包括羟基磷灰石、磷酸三钙、珊瑚和生物活性玻璃等。随着现代科技的不断进步,尤其是纳米技术的发展,将纳米技术融入生物材料的制备中,是支架材料更加符合骨细胞生长的需要,能够使细胞与材料之间的相容性更好,并促进和加快骨组织的愈合。

与软骨组织等无血管组织不同,骨组织的发育是需要丰富的血运供应的,而且充足的血供是骨组织在体内正常生长的必不可少的关键环节。因此,加强受区血管形成能力是提高骨组织成熟度的重要因素。目前加强组织工程化骨组织受区血供的方法主要有显微外科血管吻合技术、受区血管内皮细胞移植和受区促血管生长因子的应用等几个方面。这些方法为受区血供不佳的患者提供了新的治疗方式和技术手段。

(三)皮肤

皮肤是人类展示自我魅力的第一张名片。皮肤位于人体组织的最外层,除了肩负着保护内部组织、排泄体内分泌物等作用外,还有体现个体美丽的重要作用。由于皮肤老化的速度较快,除了与年龄因素有关外,还受到疾病、创伤、心理等诸多因素的制约。因此,对于爱美者来说,皮肤的保养与修复就显得极其重要和急切了。人体的皮肤由2层组成:

表皮层和真皮层。表皮层主要起到将皮下组织与外界相分离的作用,减少皮肤水分的流失;真皮层含有大量胶原纤维,使皮肤富有弹性,同时也含有大量血管和感觉神经末梢,尤其是面部等部位,使皮肤色泽红润并且对外界刺激反应灵敏。长久以来人们就有通过自体构建的皮肤来随时替代衰老皮肤的梦想。目前皮肤组织工程已能够同时构建这2层皮肤组织,向人们的理想又迈进了一步。

四、细胞因子在组织工程整形美容中的应用

细胞因子是处于组织微环境中的细胞通过旁分泌、自分泌等方式分泌产生的,可通过作用靶细胞并使靶细胞产生相应的生物学效应的一类生物活性多肽或蛋白质。如上述内容,组织微环境是干细胞以及成体细胞分化成熟的重要因素。而细胞因子正是组织微环境中起最重要作用的因素,因此使用相应的生长因子可促进相应组织的成熟。

(一)促进软骨和骨形成的细胞因子

与软骨形成相关的细胞因子包括转化生长因子家族胰岛素样生长因子家族、成纤维细胞生长因子(FGF)家族以及 Hedgehog 家族等。目前常用的软骨诱导因子 TGF-βs 和 BMPs 属于转化生长因子 β 超家族。TGF-βs 除了在体外可促进间充质干细胞向软骨方向分化外,还可促进软骨细胞蛋白多糖和 Ⅱ 型胶原的表达。BMPs 也可促进间充质干细胞的软骨分化,还可在体外促进软骨细胞 Ⅱ 型胶原和蛋白聚糖的表达。TGF-βs 和 BMPs 与细胞表面的 I 型受体和 II 型受体结合启动相关信号的转导。其具体的作用机制为:Ⅱ 型受体与相应配体结合后激活 I 型受体,在 BMPs 介导下使 Smad1、Smad5 和 Smad8 磷酸化,而在 TGF-βs 介导下使 Smad2 和 Smad3 磷酸化,然后磷酸化后的 Smads 与 Smad4 结合入核参与软骨分化相应基因的表达。另一个常用的软骨诱导因子 ICF-1 属于 ICF 家族,IGF-1 与软骨形成也有着较为确切的关系。IGF-1 参与维持软骨组织的稳态,促进蛋白多糖的合成和软骨细胞的存活,加快软骨细胞的增殖。IGF-1 也可诱导干细胞向软骨方向分化,其具体作用机制是:IGF-1 与其受体结合后激活内源性酪氨酸激酶活性,从而激活细胞内的

信号传导通路,这些通路包括 PI3K-PDK-1-Akt 通路和 Ras-ERK 通路。FGFs 家族由不同结构的 FGF 和 FGF 受体构成。但是 FGF 对软骨分化的作用报道存在争议,有文献报道 FGF18 可促进软骨特异性基质的生成并加速软骨损伤的修复,但是也发现 FGF9 可促进鸡软骨细胞发生肥大和骨化。FGF2 的主要作用是促进间充质干细胞的增殖能力,添加外源性 FGF2 后干细胞增殖变得更为迅速。目前发现的 FGF 家族的作用机制是:通过 FGF 与其受体结合激活后续的信号通路,具体信号通路有 3 种,分别为 Ras-ERK 通路、PI3K-Akt 通路和 PLC 通路。上述结果提示 FGF 家族对软骨形成的作用效果并不一致,这可能由与其作用的信号转导通路差异所导致。Hedgehog 家族参与调节软骨细胞增殖、老化以及骨化的发生,该家族也是与其他细胞因子共同发挥作用的,但对干细胞的软骨诱导作用报道较少。其中 Ihh 的表达可使甲状旁腺激素相关蛋白表达上调,从而促进软骨细胞增殖,抑制软骨细胞骨化。Ihh 基因缺失后软骨细胞增殖能力显著降低,而 Ihh 基因过表达时则促进软骨细胞的增殖。上述因子中部分生长因子也有较为明确的促进骨组织形成的作用,只是这些因子的亚类与促进软骨组织形成的因子不同,如骨形态发生蛋白、转化生长因子、碱性成纤维细胞生长因子等。

(二)促进创伤愈合与血管再生的细胞因子

皮肤在受到创伤后,机体会产生相应的细胞因子促进受伤部位血管再生和皮肤愈合。在这个过程中,转化生长因子、碱性成纤维细胞生长因子、PDGF、表皮细胞生长因子等发挥着重要的作用。这些因子可通过直接作用于受损伤部位的细胞膜促进细胞增殖和血管生长,同时也可间接作用于巨噬细胞,使其分泌促进血管增生的因子,促进血管再生。除了医学美容之外,这些生长因子还可添加于化妆品中,对于护肤品功能的提高起着重要的作用。这些生长因子经过特殊处理后使蛋白结构稳定,将其加入护肤品中可有效地与皮肤组织发生作用,促进皮肤年轻化,防止或延缓皮肤的衰老,同时还能够促进皮下胶原蛋白的生成,提高皮肤的弹性,从而达到减少皱纹、延缓衰老的作用。这些结果都为生长因子在医学整形与美容外科中的应用开辟了崭新的发展方向。

第七章 注射美容技术

第一节 概论

注射美容技术是指将可注射材料或药物注入人体局部或特定部位，以矫正人体外形缺陷及畸形或起到美化容貌和形体为目的的美容方法。注射美容技术主要包括填充剂注射美容技术、肉毒毒素注射技术等。它具有操作简单、方便、微创、手术时间短，以及患者痛苦小、恢复快等优点。[①]

一、填充剂注射美容技术

填充剂注射美容技术是将注射填充材料注射到人体软组织内，用于矫正人体外形缺陷及畸形或起到美化容貌和形体为目的的美容方法。

（一）填充剂的概念

填充剂又称软组织填充剂，主要用于填平或改善较深的皮肤皱纹，改善皮肤软组织发育不足和凹陷畸形。面部老化时，会出现面骨骨量的丢失、肌肉萎缩、皮下脂肪减少或异常堆积、真皮胶原含量降低等问题，从外观上看，主要表现为皱纹增多，面部表情线明显，异常凹凸、面部比例不协调且界限清晰。所以重建面部对称和平滑的轮廓曲线，恢复面部组织容量和均衡的皮肤张力，是填充治疗的重要目标。临床常用填充剂行除皱、祛疤、改善皮肤深凹洞，或丰唇、丰颊、隆鼻等治疗或增加美感。

理想的注射填充剂应具备以下条件：组织相容性好；稳定性好；不致敏、不致癌、不致畸；非微生物生存基质；与人体组织具有一定的结合能

---

①周存才,杨晓惠. 注射美容术[M]. 沈阳:辽宁科学技术出版社,2006.

力;不引起炎症及异物反应;无抗原性、不导致免疫及组织相关性疾病;无游走性,排出和易位的风险非常小;能保持固定的体积和柔韧度,材料置入人体后易于成形、塑形及固定,不易被吸收,效果持久,易于消毒、储藏。

(二)填充剂的发展

自20世纪40年代以来,以液体硅胶注射填充矫正组织缺损性凹陷隆鼻、隆额、隆乳等,曾在欧美、日本盛行,但由于液体硅胶中固化不全的硅油可向周围组织渗透扩散会引起不同程度的炎症、肉芽肿组织坏死等严重并发症,目前已经被禁止使用于美容目的。近年,由于新型注射填充材料、药物如胶原蛋白类、透明质酸类填充剂等不断出现,临床应用越来越广泛,注射美容技术快速发展起来。尤其是1996年透明质酸类填充剂 Hylaform 和 Restylane 的问世,已被证实该材料是安全有效的。随着新材料、新药物和新技术不断出现,注射填充技术必将得到更快发展。

(三)填充剂的分类

根据填充剂的来源可分为异种生物来源、同种生物来源、非生物来源、混合来源。

按填充剂维持时间的长短可分为非永久性或短效性,半永久性和永久性3种。非永久性成分常为生物可降解物质,可被吸收或排出体外,这类填充剂往往作用持续时间不长。永久性填充剂通常含有生物不可降解性微粒,因此发生不良反应的概率更高,如远期在注射部位周围出现小结节即造成肉芽肿。

根据作用机制分为替代性填充剂和刺激性填充剂。替代性填充剂如胶原蛋白、透明质酸可以用来填补真皮和皮下组织的容量;刺激性填充剂如羟基磷灰石通过刺激成纤维细胞来合成胶原,激发胶原组织的生长。

(四)目前常用的填充剂

有透明质酸、胶原蛋白、羟基磷灰石、自体脂肪、自体成纤维细胞及一些人工合成的填充剂等,下面章节中将具体介绍。

二、肉毒毒素注射技术

主要是A型肉毒杆菌毒素注射,可用于治疗面部皱纹、鱼尾纹、眉间纹、瘦脸、瘦腿等,操作方便,安全有效,目前临床应用非常广泛。

第二节 透明质酸注射美容技术

一、概述

透明质酸又名玻尿酸,这是一组含量非常小的多糖,简单细菌或人类所拥有的都为同一形式的透明质酸。天然的透明质酸是一种黏多糖,是由D-葡萄糖醛酸和N-乙酰葡萄糖胺二聚体的重复序列组成的线性多聚体。广泛分布于哺乳动物和人体内的皮肤、玻璃体、房水、滑膜液胎盘等结缔组织的细胞外基质中,广泛分布于机体各部位。它没有种属和组织特异性,所以机体很少对它产生免疫反应。透明质酸在组织中通常以一种游离多聚物形式存在,与双糖单位结合,具有较高的负电性,但在软骨、骨等组织中,透明质酸大多与糖蛋白或特异性细胞受体结合。[1]

透明质酸是一种多功能基质,它具有润滑保水、缓冲,改变物质在皮肤中的扩散速度,维持动脉壁的正常通透性,调节细胞周围离子的流动和浓度等重要的生理功能;它还参与各种炎症反应,并可清除自由基。透明质酸具有高度的亲水性和保水性,可以吸收1000倍于其重量的水分。这样透明质酸即使在很低浓度的情况下,依然可以成为凝胶状。透明质酸吸水后,体积增大,向周围产生的膨胀压力使得它可以支撑周围组织。上述性质使透明质酸成为维持组织形态和功能的理想的填充剂。

由于透明质酸酶的作用,使天然透明质酸在人体内的半衰期仅为

---

[1]杜迎,鹿智慧. 透明质酸填充注射在医学美容中的临床应用[J]. 世界最新医学信息文摘,2015(84):23-24.

1～2d。所以要通过交联和化学修饰来抵御酶解反应,延长其存在时限使之成为理想的充填剂。现有的生物工程化的透明质酸在保持其生物特性的同时增加了其在组织中的稳定性,作用持续时间较胶原产品长,通常可达6～12个月。同时工程化的透明质酸又可能导致使用后的不良反应,透明质酸产品中化学交联剂的残留会导致皮肤的不良反应。为确保其使用安全,在皮肤填充剂中的残留交联剂浓度必须低于危及人体健康范围的水准。此外,透明质酸的黏弹性等性质由其分子链的长度、浓度、交联度和颗粒大小决定。因此可以通过调节上述指标制成不同硬度、黏度、润滑度的产品,使透明质酸产品的应用范围更加广泛。因此临床医师必须全面地了解熟悉各种产品的性能、优缺点才能更好地选择适应证,达到最理想的治疗效果。

透明质酸在医学中的应用已有多年。1934年哥伦比亚大学 Karl Meyer 和 Palmer 首次在牛晶状体中分离出天然透明质酸。20世纪40年代时几乎从所有动物种系中分离出透明质酸,50年代发现透明质酸与很多疾病如风湿性关节炎、退行性关节炎、肿瘤及一些皮肤病有关。各种形式的透明质酸的临床应用最先是在眼科发展起来的,后来被整形外科医生作为关节润滑液应用于骨性关节炎。透明质酸最早作为皮肤软组织填充剂使用是在1989年,当时 Endre Bzlazs 发现它具有良好的组织相容性,并且没有免疫原性。1996年,第一代透明质酸填充剂——动物源性 Hylaform 上市。同年非动物源性的透明质酸皮肤填充剂 Restylane 通过欧盟批准,2003年12月又通过美国 FDA 批准作为整形美容除皱产品使用。目前国际市场上主要有:Hylaform 系列、Restylane 系列、JUVE-DERM 系列。我国常用的同类产品还有海微、润百颜、伊婉等品牌玻尿酸在大量使用。

二、适应证和禁忌证

(一)适应证

可广泛用于如鱼尾纹、眉间纹、颈纹、口周纹等轻至重度的静态皱纹或鼻唇沟等皱褶的填充。

面部轮廓的塑形和局部容积的增加,如隆鼻、丰唇、丰颊、丰太阳穴、修复瘢痕等。

还可用于改善HIV感染者的面部脂肪萎缩。

（二）禁忌证

一是局部皮肤有炎症或感染。

二是过敏性体质。

三是孕妇和哺乳期妇女。

四是正在服用肌肉松弛症药物治疗者。

五是年龄在18岁以下的求美者。

六是其他严重疾病患者。

三、注射方法

注射前可对局部进行冰敷,也可用注射或外用麻药来控制注射时的疼痛。根据产品的特性、适应证、注射层次和持续时间有所不同。一般小分子颗粒、低交联度的产品较平顺、流动性高、易于推注,持续时间较短,适用于浅表皱纹或缺陷的改善,注射层次较浅;反之大分子颗粒、高交联度的产品硬度较高,塑形性更强,也更持久,适用于矫正较深的皱纹或皱褶以及面部结构的塑形,注射部位也较深,通常在真皮中至深层或真表皮连接处。

注射方法有线状注射法和序列注射法及扇形线状注射法等,具体的注射方法和技术,不同的医生会有不同的体会,但均要求医生能够进行正确的解剖部位评估,正确地诊断求美者的美学缺陷,正确地判断注射深度,认识和掌握产品的特性,选择合适的产品,选择适宜的注射技术,可联合应用肉毒毒素注射技术或面部年轻化手术等。要与求美者的要求相结合,以期最大限度地达到理想的美容效果。

（一）线状注射法

线状注射法最为常见,即沿着需要填充皱纹的方向,针眼朝上入针,进针至注射区域最远处或皱纹的末端后,缓慢退针,边形成隧道,边同时均匀地推动针筒,将填充物注入真皮内。针尖抽离皮肤前,就应停止注射,以免注射过浅。退出针头即完成一个隧道的注射。

(二)多点序列注射法

按需求在一定序列上进行多次单点注射。除基本填充外,还多用于对已填充点进行微调补充。

(三)扇形注射法

进针方式与线状注射法相似,不完全退出针尖,改变进针方向后,进行第二次线状注射,如此连续改变角度多次。通常一个部位要扇形入针3~4次,每一针的注射量不超过0.1mL,适用于较大面积的深层注射填充,且只具有一个针眼,创伤较小。

四、不良反应及处理

(一)透明质酸填充剂不良反应

其本身不良反应很少,主要是一些与注射相关的及自身吸收的问题,包括局部的瘀斑、肿胀、小血肿、结节、感觉过敏等,这些常见不良反应一般会在短期内恢复。曾报道一例严重不良反应是超敏反应;还有报道注射后发生局部坏死,这是由于过度注射导致血管受压,局部缺血所致;注射后局部发生异物反应,形成颗粒状包裹,表现为局部小结节。但这些严重不良反应均罕见。

(二)注射后形态不佳

包括双侧不对称、局部包块表面不规则、矫正不足、矫正过度等,但由于透明质酸的效果是可逆的,可利用透明质酸酶破坏注入的透明质酸调整矫形过度和不对称。通常24~48h后透明质酸酶即可发挥明显的水解效果。

因此,总体来说透明质酸注射是安全可靠的,近些年来已成为非常流行的注射填充剂。

第三节 胶原注射美容技术

一、概述

胶原蛋白是一种天然蛋白质,是动物体内含量最丰富的蛋白质,广泛存在于哺乳动物的皮肤、肌腱和其他结缔组织中,约占人体蛋白质总量的30%以上,构成了正常人体真皮的主体。I型胶原蛋白占真皮层的80%~85%,而Ⅲ型胶原蛋白只占10%~15%。胶原具有螺旋结构,其氨基酸组成的主要特征是:甘氨酸、脯氨酸、羟脯氨酸的含量较高,而芳香氨基酸、含硫氨基酸较少。按结构可分为十几个类型,各型间的结构差异主要是多肽链的初级结构即氨基酸的排列顺序不同所致。胶原蛋白是原始真皮填充剂之一,美国FDA批准接受已近30年。起初胶原蛋白来源于牛,随后竞争性产品使用患者自身的皮肤或尸体。胶原蛋白因其较弱的抗原性和良好的生物相容性,在烧伤、创伤、眼角膜疾病、美容、矫形、组织修复、创面止血等医药卫生领域用途广泛。[①]

1958年哈佛医学院的Gross和Kirk从新鲜小牛皮肤提取出胶原蛋白,证明在生理条件下,将胶原蛋白溶液缓慢加热到37℃可以形成坚硬的凝胶。20世纪60年代,选择性去除非螺旋氨基和羧基末端的尾肽片段,可明显减少胶原蛋白分子的抗原性。20世纪70年代早期斯坦福大学的研究人员开始开发临床应用的胶原蛋白移植材料。在1977年Knapp首先报道提纯了牛和人胶原,并将它们用于临床治疗,其在28个求美者中用于矫正凹陷性痤疮瘢痕病毒性皮肤疾患所形成的凹陷瘢痕以及其他轮廓缺陷,结果显示30%的病例在10~12个月获得了康复,50%~80%的改善可持续3~18个月之久,其后胶原填充获得飞速发展。美国胶原公司研制出的注射性牛胶原在1981年FDA正式批准该材料用于临床。医用美容胶原注射剂用于临床主要有2种:一种是高度纯化的牛胶原,另一种是高度纯化的人胶原;另外我国还批准了一种猪胶原蛋

---

①刘彦普,张海霞. 胶原注射美容技术[J]. 中国美容医学,2001(04):361-362.

白填充剂。

有学者认为牛胶原免疫原性虽低,仍为异体蛋白,在某些求美者中可能引起免疫反应,而注射用人胶原基本克服了这一缺点,经动物实验发现大鼠皮下注射人胶原可存留1年以上,存留率高,生物活性好,优于注射牛胶原。目前国内常用的医用美容胶原注射剂是由高度纯化的人胶原蛋白制成,1mL制剂中含胶原35~65mg,另含有利多卡因和磷酸盐缓冲液。其为骨状胶原,呈乳白色膏状,需在4~10℃的条件下冷藏保存。

二、美容原理

医用胶原为白色膏状胶原蛋白匀浆,于大鼠皮下注射2d后取出进行HE染色,镜下观察为淡染无定形基质,无细胞和血管存在。注射1个月后,胶原注射物与周围组织相容性好,未见注射物外周有纤维化包膜。医用胶原注射物HE淡染,可见某些细胞出现于注射物中,边缘较多,细胞类型以成纤维细胞为主,也有一些巨噬细胞、单核细胞和嗜酸粒细胞。在个别注射物中可见轻度炎症反应。此外,在注射物中还发现脂肪细胞和毛细血管,毛细血管中含有红细胞。注射后6个月和12个月,注射物形态与1个月时相似,成纤维细胞和脂肪细胞增加,成纤维细胞周围的基质染色较深,注射物毛细血管的数量也比1个月时增多,但无炎症反应。

软组织填充的直接手段是用材料对缺损部位进行机械性填充。医用胶原进入人体内,不仅可起到占位性填充作用,还能诱导宿主细胞和毛细血管向注射胶原内迁移。这是因为胶原是细胞外间质的主要部分,亦是细胞生长的良好培养基,宿主的成纤维细胞在毛细血管输送氧气和营养的情况下进行正常的细胞活动,合成宿主自身的胶原及其他细胞外间质成分。

人体皮肤蛋白的近1/3是胶原蛋白,当胶原蛋白注射入凹陷的皮肤缺损后,脱水收缩重新排列,至近似于体内自然胶原纤维。数周后体内成纤维细胞、毛细血管、脂肪细胞向胶原移植物内移行生长,并合成求美者自身的胶原蛋白,最终形成自身正常结缔组织,填充皮肤缺损,达到去皱、填平凹陷性瘢痕的目的。但胶原蛋白在体内维持时间不长,平均在6个月到1年,许多接受注射者在4个月后效果就开始显著消退。

三、适应证和禁忌证

(一)适应证

胶原注射主要适用于纠正面部走向清晰的皱纹、面部细小皱纹的除皱,可用于额部皱纹、鱼尾纹、眉间皱纹、鼻唇间皱纹。另外可用于治疗痤疮、水痘及天花后遗留的凹陷性瘢痕,疾病或外伤引起的小面积轻度皮肤萎缩,也可用于丰唇。

(二)禁忌证

一是胶原过敏试验阳性者。

二是过敏体质者及使用免疫抑制剂者。

三是有自身免疫性疾病或结缔组织疾病者。

四是对利多卡因过敏者。

五是妊娠期、月经期及婴幼儿者。

六是风湿性疾病患者及其他严重疾病者。

四、操作程序

(一)术前准备

1.注射胶原的成分及保存方法

医用美容胶原注射剂是由高度纯化的人胶原蛋白制成,但国内市场也有高度纯化的牛胶原蛋白产品,两者均含有0.3%的利多卡因和磷酸盐生理盐水缓冲液,在严格无菌条件下将胶原抽吸到1mL的一次性注射器内。它为骨状胶原,呈半透明乳白色膏状,平时需放在4～10℃冰箱内存放备用。运输也应在4～10℃条件下,严禁冷冻,有效期1年。国内产品由中国预防医学科学院中预医用胶原公司研制生产。临用前须将医用美容胶原注射剂从冰箱中取出,先放置在室温下1h复温后方可注射。

2.皮肤试验

接受胶原注射前约1个月左右需预约做皮肤试验,即用0.2mL胶原在前臂曲侧做真皮注射。过敏反应常发生在几天内,一般在72h开始观察,持续观察4周。阳性表现为:注射区红斑、硬结、压痛及肿胀,可伴有瘙痒,持续6h以上。全身症状有恶心、乏力,可伴有皮疹、关节痛及肌肉痛。阴性表现为3~4d后注射区扁平红斑瘙痒消失,但仍需追问有无短暂的症状及体征,如有疑问或仅有不典型的局部反应,1个月后在对侧前臂再做一次试验,以确定是否过敏,即使无过敏症状和体征,但皮试局部有硬结者,表明在面部使用小剂量也会出现同样的情况,故此类求美者不宜接受治疗。皮试出现阳性症状后不需任何治疗,8~10周后会自行消失,也可服用类固醇激素以免试敏区遗留瘢痕。

求美者应取平卧位或头部有依靠的半卧位。常规碘酊、乙醇消毒,面部有化妆时应先清洗。注射胶原蛋白前可对局部进行冰敷,也可用注射或外用麻药来控制注射时的疼痛。

(二)注射技巧

1.进针

操作者右手持胶原注射器,左手绷紧皮肤,进针方向应顺皱纹方向,注射角度应与皮肤表面呈15°,针头斜面向上缓缓进入皱纹末端或缺损的真皮乳头层内,不可将胶原注射到皮下小血管内。但进针过浅亦可使皮肤穿透,注射时使胶原溢出体外。

2.注射

针头完全进入皮肤真皮层后,则开始注射,一面注射一面缓慢退针,边退边注,注射得越均匀越好。注入胶原后的部位以皮肤变白、隆起为宜,若皮肤颜色未变白,说明进针过深,应抽回针头,重新进针。

3.注射量

注射量一般比原凹陷多出1.5~2倍体积,过量注射的体积将于24h左右消失。一般注射1次后,间隔2~4周后再注射1次,根据皱纹及凹陷的深浅,平均注射2~3次可达到预期的效果。一般情况下,根据缺陷大小每次可注射0.2~1.0mL,个别情况下每次可注射1~2mL。成人每年接受注射最大剂量不宜超过30mL。

4.按摩

注射后轻轻按揉局部,使进入皮内的胶原均匀分布到皱纹及凹陷区。

(三)注意事项

对胶原蛋白过敏者,患有严重疾病及自身免疫性疾病、风湿性疾病者禁用;对利多卡因过敏和正在使用免疫抑制剂者有过敏性疾病者禁用;妊娠及经期妇女及16岁以下未成年人勿用;眼眶区不宜注射胶原。

注射区内有炎症者,待炎症治愈后方可注射。未用完的胶原材料不得保存再用,应扔掉。术后应向求美者交代术后1周内洗脸洗澡时回避注射区,不做面膜皮肤护理,不食刺激性食物,勿搔抓。

五、并发症及处理

目前国内医用美容胶原主要是人胶原蛋白,并具有与人相同的酸碱度和渗透压,因此不易引起人体免疫反应或移植排斥反应。但是外源性生物材料进入张力较大的皮肤内,一过性的非炎症过程是正常的,这些反应包括暂时肿胀,轻度发红,略感不适,这些症状一般在24~48h内基本消失。极个别使用者在饮酒、日晒等情况下,注射区周围有轻度水肿或阵发瘙痒是由于外周血管扩张所致,有自限性,随着诱因的撤除而消退,不会影响美容效果。极个别的求美者若局部痒、红肿,可外搽皮质激素软膏,症状减轻后即应停药。若皱纹仍存在或矫正不满意,是胶原蛋白部分被吸收的缘故,必要时可在半年后再补充注射1次。

胶原蛋白作为一种除皱材料,注射胶原蛋白对去除静态性皱纹有一定效果,但对于口周皱纹、鼻唇沟及过深的皱纹效果不佳。已有因急性过敏反应及注射后沿血管逆行进入眼动脉导致视网膜血管闭塞致一侧部分视力丧失甚至失明的报道,所以注射层次一定不可过深、避免注入血管内。由于胶原蛋白皮试的不便和潜在的过敏风险,近年来逐渐被无须皮试持续时间更久、过敏风险更低的透明质酸替代。

第四节 自体脂肪颗粒注射美容技术

一、概述

自体脂肪组织移植已有上百年的历史,脂肪组织一直被当作填补身体软组织凹陷的材料,但由于移植脂肪无法预料的高吸收率及低成活率,自体脂肪移植半个多世纪以来都没有突破性进展。这一技术是通过将身体其他部位的脂肪注射到需要的部位来达到美容治疗的作用。大部分脂肪细胞可保存活力并在注射部位再生长,可以迅速填平皱纹或凹陷性瘢痕,但由于随着时间的推移,部分或全部的脂肪细胞又会移出注射填充的部位或被身体逐渐吸收掉,故疗效持续时间并不是很长,仅可持续6个月到1年左右,常需多次或反复治疗。Ellenbogen于1986年采用颗粒状脂肪组织移植治疗颜面部凹陷及外伤后组织缺损均获得满意效果。1987年Biroll首先报道了用脂肪注入方法来增大乳房。近年来,经过技术改进和器械的更新,颗粒状脂肪组织已成为一种较理想的自体填充材料。由于其来源丰富、取材容易、操作简单、充盈外形好、无排斥反应等优点,备受整形美容外科医师的重视,被广泛用于充填颜面部的凹陷畸形,如颜面萎缩,凹陷性瘢痕、眼睑下垂、隆乳隆颏、隆鼻和鼻唇沟过深等美容手术。①

20世纪80年代以来,许多学者都进行了脂肪移植的组织形态学变化的研究。但是,脂肪移植的高吸收率仍是脂肪移植最大的障碍,也一直是脂肪移植研究的重点。近年来随着分子生物学的进展,许多学者将生物活性物质应用于促进脂肪移植存活的研究。碱性成纤维细胞生长因子(bFGF)有促进血管内皮细胞分裂和血管生成的作用,不少学者将其应用于脂肪移植的研究,并取得了很好的效果。由于部分脂肪细胞在移植后不能存活,大约30%~60%的脂肪细胞会被吸收,故一般认为脂

①李梦娇. 自体脂肪颗粒注射移植在面部美容整形中的应用探讨[J]. 世界最新医学信息文摘,2016(92):52.

肪注射临床应用时必须矫枉过正即需过量注射,过度矫正50%是必要的。有学者提出,为了获得预期的整复效果,必要时可重复注射,再次注射时,间隔以4~6周为宜。

自体脂肪移植作为整形外科一种常用的治疗方法,因移植体吸收率高,结果难以预测,严重地影响其广泛应用。随着前脂肪细胞理论研究的不断深入,分子生物学,生物工程等学科突飞猛进的发展,自体脂肪移植的成活率不断提高,并展示了良好的前景。

二、适应证和禁忌证

(一)适应证

面部皮下凹陷性缺损或畸形如单侧或双侧颜面萎缩、面部软组织发育不良、颧、颞、额、眶区的凹陷,面部手术或外伤所致的凹陷,上唇过薄或人中过短,鼻唇沟过深,耳垂较小等。

先天性乳房发育不良,哺乳后乳房萎缩,双侧乳房大小不对称,乳头凹陷畸形。

吸脂过度造成的凹陷及植皮区的凹陷等。

身体其他部位软组织凹陷,如臀、大腿、小腿等。

可用于面部皱纹、重睑术后多余的皱纹、重睑线过宽等。

(二)禁忌证

一是患有重要脏器严重器质性病变或糖尿病等不能耐受手术者。

二是瘢痕体质者、严重过敏体质者。

三是有凝血功能障碍、出血倾向者。

四是局部皮肤有感染等病症或机体其他部位有活动性感染病灶者。

五是严重精神疾病者。

三、手术操作方法

(一)负压抽吸脂肪

求美者取平卧位,首先用甲紫标出皮肤供区吸脂范围及受区凹陷范围,供区多选择大腿内侧或腹壁。范围较小的吸脂均采用局部浸润麻醉,切开一约2mm切口后,用小剪刀稍加分离切口周围组织,用20号钝圆头带侧孔长针插入所标志的皮下脂肪层,将肿胀麻醉混合液均匀注入深浅两层脂肪层内,至皮肤稍发硬为止。所需脂肪颗粒很少的也可不做皮肤切口,用7~9号针头将混合液直接注入皮下脂肪层即可。麻醉混合液配方为:2%的利多卡因25~40mL、1:1000肾上腺素1mg、生理盐水1000mL。

若所需脂肪量较少,一般可选注射器吸脂法,也可选用电动负压机械吸脂法。针管式吸脂法可用8~16号注射针头安装10~30mL一次性注射器,将针头刺入皮肤后,向后拉出针芯,用针栓套于针管及针芯之间顶住,或用血管钳夹住针芯,此时,针芯前针管内形成负压。右手握住针管,左手压紧或抓紧吸脂区,使吸脂针头在脂肪层内来回拉锯式地抽吸,整个抽吸呈均匀放射状隧道式抽吸,吸出淡红色血脂混合液,其中脂肪量并不多,而大部分为麻醉膨胀液,吸满针管后,将针头取下,侧置垂直注射器,可见淡黄脂肪颗粒悬浮于上部,此时可将淡红色麻醉液轻轻推挤掉,再抽吸生理盐水反复冲洗至纯净脂肪颗粒,必要时使用多个注射器或两人同时进行抽吸。用于注射面部皱纹时要用7~8号注射器抽吸,因针头细,抽吸速度慢,故一定要耐心细致。选用电动负压机械吸引法,一般用直径3mm的吸脂管连接好手柄,用硅胶管接好无菌负压瓶,将吸脂管插入皮下脂肪层,来回拉锯式抽吸,也就是呈放射状隧道式抽吸,吸出的脂肪直接进入负压瓶内。

(二)脂肪颗粒注射的操作方法

脂肪颗粒注射操作时,脂肪颗粒应被注射成扇形"线"状小柱,避免注射成较大团块状,以免血运不佳脂肪被液化吸收或形成囊肿。注射层次大多为皮下脂肪层,或为接近真皮深面的皮下脂肪层、肌肉内及骨膜表面,在面部应注射在SMAS深面或骨膜浅面。过度矫正约50%,以抵消脂肪颗粒移植后的吸收;但面部软组织填充时,一次注入脂肪颗粒量不宜过多。一般步骤如下:①在受区隐蔽处选择切口,作局部浸润麻醉后切开1~2mm的切口。②将装有脂肪颗粒的注射器接16号针头刺入受区皮下,由远而近、边注射边退针均匀地将脂肪颗粒注入凹陷区皮下,可多层多点或呈放射状注射,使凹陷部位填充满,注射量一般要超过需要量的50%左右。③拔针后可在受区均匀按揉,使注入的脂肪颗粒在皮下均匀扩散。一般不需缝合,如有脂肪颗粒溢出可在针孔处缝合一针。

(三)术后护理

注射脂肪颗粒24h内可进行按摩塑形。术后需休息1~2d,24h后禁忌持续暴力按摩或热敷,以免脂肪液化。若脂肪液化后出现红、肿、热、痛等症状,可给予抗生素,必要时可用注射器抽出液化的脂肪,一般无须切开引流。手术后反复持续按摩揉搓,可造成脂肪细胞破裂,脂肪酸刺激皮肤软组织,引起无菌性炎症表现。脂肪颗粒注射移植必须严格遵循无菌原则,从脂肪抽吸时即应注意。

第五节 羟基磷灰石注射美容技术

一、概述

羟基磷灰石商品名:Radiesse,又名微晶瓷。是人体骨组织的矿物组成成分,在化学构成上只含磷和钙,具有良好的生物机械性、极高的致密度、较好的抗压强度等特点。它是由生物组织相容性好的、人工合成的CaHA微球体悬浮在甘油和羧甲基纤维素钠凝胶里组成的半永久性填充剂。无免疫原性,不需要做过敏性测试。注射完CaHA后凝胶基质在数月内被吸收,宿主的成纤维细胞发生刺激反应,微球体作为成纤维细胞向内生长的支架,产生新的胶原组织。随着时间推移,巨噬细胞介导的吞噬作用可将微球体降解成为钙和磷酸盐,填充的作用逐步消失。故通常认为CaHA是一种半永久填充剂,临床疗效可持续10~18个月,依据注射深度、技巧和求美者的个体差异性而有所不同。一般CaHA的注射剂量比透明质酸和胶原填充剂小,这样对求美者更有利,但CaHA目前在国内尚未通过SFDA认证,使用存在争议。由于产品具有高黏度,建议被注射到皮下组织或肌肉组织中。

二、适应证和禁忌证

(一)适应证

多用于矫正鼻尖过低鞍鼻,还可用来矫正鼻周和口周的细纹和皱纹,中度到重度的面部皱褶如鼻唇沟纹和木偶线、与HIV感染有关的面部脂肪萎缩、颌面外科缺陷、眉间纹、泪沟、放射显影等。[①]

(二)禁忌证

鼻部外伤半年以内者;合并全身感染或局部有感染者;有严重过敏病史、自体免疫疾病的病患;正在服用抗凝药物如Aspirin或Warfarin药物者;生长发育期的青少年;妊娠及哺乳期的女性。

三、操作方法

以鞍鼻为例。

(一)手术设计

1.确定黄金点

经左右眉头到左右目内眦分别作垂线,取两垂线的中点作一连线,连线与鼻正中线的交点即为黄金点。

2.确定进针点

鼻尖正中或稍下方。将黄金点及进针点之间的连线平均分成3段,以便估计注射量。结合求美者脸形、鼻型及求美者的个人要求标出鼻梁各段的宽度。

(二)手术步骤

1.常规消毒皮肤

2%的利多卡因2mL加肾上腺素0.05mL作局部麻醉。自进针点进针后,紧贴鼻中隔软骨上缘及鼻骨面边进针边注入麻药上行至黄金点。

2.用5mL一次性注射器配20号注射针头抽取适量羟基磷灰石混悬液备用

取同一型号针头自进针点进针,顺麻醉药注射途径上行至黄金点。

①潘蕾,吴溯帆. 羟基磷灰石在面部软组织填充中的应用[J]. 中华医学美学美容杂志,2010(01).

一手持注射器边注射边退针,另一手拇食指捏夹于鼻梁宽度线外侧缘,以免注入材料超出鼻梁宽度而弥散至线外。

3.注射完毕

退出针头,用5-0丝线缝合针眼,局部涂抗生素软膏,预防上行感染。

4.施术者将隆起的鼻梁用手指提捏塑形

避免鼻梁出现凹凸不平呈串珠状表现。

(三)注意事项

注射时针头容易被堵,可用不锈钢针芯及时疏通。

术后避免局部被撞击或受压,术后1个月内尽量不戴眼镜。

术后10d内鼻梁变形,应请施术者再予以塑形。

注意休息,应用抗生素预防感染。

四、并发症及处理

1.局部红肿、瘀青

注射后可能会出现红肿或瘀青3～4d,视情形可冰敷,约1周内可渐恢复。

2.局部感染

注射隆鼻后,由于注射后材料在重力和肿胀压力作用下,进针处出现少量溢出现象,阻碍针眼局部组织愈合,易发生局部感染。应排除材料并给予抗感染治疗。

3.“驼峰鼻”样表现

求美者因反复触摸挤压注射部位造成注射材料和肉芽组织相对移位形成“驼峰鼻”。术后应避免捏挤触摸,“驼峰鼻”样表现可以慢慢消失。

第六节 肉毒毒素注射美容技术

一、概述

肉毒杆菌是一种生长在常温低酸和缺氧环境中的革兰阳性细菌。肉毒杆菌广泛分布在自然界各处,比如土壤和动物粪便中。肉毒毒素是肉毒杆菌在生长繁殖过程中产生的一种细菌外毒素,能特异性的阻断乙酰胆碱释放,是目前毒性最强的毒素之一。其毒性较氰化钾强1万倍,人们摄入和吸收这种毒素以后,会导致视力模糊、口渴、全身无力,以致呼吸肌肉麻痹、呼吸困难;一次性给予1μg的BTX即可致人死亡,因此肉毒毒素可被用于生产生化武器。由肉毒杆菌毒素所引起的中毒症状称为肉毒症。[①]

肉毒毒素的研究始于一个多世纪以前。早在20世纪初,研究者们就已经对肉毒毒素的毒性作用就有了基本了解。根据血清学特征,人们将肉毒毒素分为8种不同的类型,分别称之为A型、B型、C_1型、C_2型、D型、E型、F型和G型肉毒毒素。字母的排列顺序反映了各种血清型的鉴定及命名的时间先后。其中A型和B型分别是从肉毒杆菌污染的罐装肉类和罐装豆类食品中分离出来、并在1919年由美国斯坦福大学Burke博士命名;其中A型肉毒毒素是毒力最强的肉毒毒素。该毒素由肉毒梭状杆菌产生后,经过分离纯化、稳定,最终可以作为药物使用。目前已开发应用于临床的主要是肉毒毒素A和少部分肉毒毒素B。

二、A型闪每每索仕美谷整形治疗中的应用

(一)适应证

肉毒毒素在整形美容常见适应证有:①面部老化皱纹包括额纹、眉间纹、鱼尾纹、口周皱纹、皱鼻纹、鼻唇沟纹、面部提升等。②颈部老化皱

---

①叶亚琦,综述,吴文育. 肉毒毒素注射美容进展[J]. 中国美容医学,2017,26(08):18-20.

纹。③眉毛下垂、上抬或不对称。④下眼睑肥厚。⑤单纯性咬肌肥大。⑥小腿腓肠肌肥大。⑦肿物、瘢痕等切除术后的配合治疗。⑧面部畸形的治疗,耳颞神经综合征、面神经异常再生治疗等。⑨与其他方法联合应用、辅助治疗等,用于激光除皱术、软组织填充术等的辅助治疗。

(二)肉毒毒素注射在面颈部的除皱应用

女性肌肤衰老从25岁左右即开始了,其中皱纹的形成除了与皮肤松弛、紫外线及重力有关外,最重要的是面部表情肌肉的反复舒缩,造成皮肤的动力性皱纹,并随着时间的推移而逐渐加深。肉毒毒素注射除皱疗效非常显著,通常肉毒毒素注射除皱后几天皱纹就会舒展、消失、皮肤变平坦,深受爱美人士欢迎。

将稀释好的肉毒毒素溶液抽入1mL的注射器中,以75%的酒精消毒注射部位皮肤,待酒精挥发,即可进行注射,一般无须局麻。国外的一些文献描述需将药液精确地注射于皱纹线中,而国内学者认为将药液注射于局部表情肌的肌块中,而不是最明显的凹陷处,产生的效果最佳。包括以下几种方法:①额部皱纹注射法。②眉间纹注射法。③皱鼻纹注射法。④鱼尾纹注射法。⑤鼻唇沟纹注射法。⑥颈阔肌纹注射法。⑦口周皱纹注射法。

第八章 其他美容技术

第一节 脱毛术

一、脱毛分类

(一)暂时性脱毛

利用物理或化学的方法,在不破坏毛囊的情况下除去多余的毛发。但随着时间的推移,新的汗毛会迅速长出来,需重新实行脱毛术。常用的方法有:剃除法、镊除法脱毛膏去除法、蜡脱毛法等。[1]

(二)永久性脱毛

利用物理的方法,破坏毛囊,使毛发脱去,并且不再长出新毛,达到永久性脱毛的效果。常用的有高频电针脱毛法、电镊式脱毛机脱毛、激光脱毛等。

二、适应证和禁忌证

(一)适应证

一是有脱毛意愿的人群。

二是以多毛症为主,主要表现为毳毛变为粗黑的长毛,以及正常毛发出现过长、过密、过粗等症状。腋下、小腿、前臂和口唇等部位的毛发。

(二)禁忌证

外耳道、鼻腔内黑痣上的毛。

皮肤有感染者。

正在接受激素药物治疗、化疗、放疗者。

---

[1]邵苗. 选择合适的脱毛术[J]. 半月选读,2010(12):63.

三、脱毛的方法

(一)暂时性脱毛

1.剃除法

使用剃刀脱毛，皮肤角质层极易被破坏。剃毛之前涂抹适量的乳液、滋润霜、剃毛膏，这样既保护了皮肤，又能使剃毛过程更加顺畅。不过还应注意，不要在沐浴时使用剃刀脱毛，沐浴时细菌较多，一旦剃伤皮肤，容易引起细菌感染。经常使用剃刀剃毛，有时会出现皮肤变黑的情况，如发现应尽快改用其他脱毛方法，以免色素沉淀形成色斑。

2.镊除法

因为毛根部集中了许多毛细血管、神经，所以拉拽毛发时容易引起疼痛，可诱发毛囊炎，会复发。在拔毛前采用局部冰敷，可以使皮肤产生冰麻感，这是减轻疼痛的有效措施。但也应注意，拔毛时不宜用力过猛。具体操作为局部用1∶1000苯扎溴铵或者75%的酒精棉球消毒，用眉镊顺向逐个拔除。

3.脱毛膏

去除法可以快速破坏毛发的结构从而达到脱毛的目的，方便、无痛，适合于大面积使用，但它不能将毛发连根拔起，所以效果仅能维持2周左右。由于是化学制剂，在使用时还要格外注意防止过敏。生理期内，不宜在腹股沟部位使用脱毛膏。用完脱毛膏3h内，不要使用除味剂和香皂，以免出现不良反应。具体操作为局部皮肤涂抹脱毛膏后，10min左右用面巾纸轻轻擦去即可去除。

4.热蜡脱毛法

热蜡为蜂蜡与树脂混合而成。一般呈固体状态，使用前需加热溶化，待温度降低到适宜皮肤时，方可涂在皮肤上。操作时应熟练准确地掌握蜡的温度，以免过热灼伤皮肤或因温度不够影响脱毛效果。

5.冻蜡脱毛法

冻蜡的主要成分为多种树脂，黏着性强，可溶于水，呈胶状。使用时不用加热，可直接涂于脱毛处皮肤，并与皮肤紧密粘着，无不适感，使用方便。

(二)永久性脱毛

1.高频电针脱毛法

操作步骤如下：①局部皮肤常规消毒。②剪去过长毛发，以保证术野清晰。③局部麻醉。④电流调整到电针能粘出毛乳头为佳。⑤进针深度应达到0.5cm。⑥从毛孔进针，要求快、稳、准。

2.激光脱毛

是目前脱毛方式里最为理想的脱毛方式。

第二节 穿耳孔术

一、适应证和禁忌证

(一)适应证

一是身心健康的人群，多数是女性。

二是自愿要求穿耳孔者。

三是耳垂部无炎症，无皮疹者。

四是非疤痕体质者，非过敏体质者。

(二)禁忌证

一是女性月经期间。

二是耳垂患有急性炎症或慢性皮肤疾病的人。

三是瘢痕体质的人。

四是对金属饰物过敏者易发生过敏者。

二、穿耳孔的方法

(一)针穿孔法

亦称传统法，用拇指与食指捏住耳垂要穿孔的位置揉搓片刻，或将绿豆放在穿孔位置上，用拇指和食指捏紧揉搓片刻，随即常规消毒，左手捏紧拉住耳垂下边，右手持消毒过的粗缝衣针或粗三角针，对着穿孔点垂直快速刺针,穿透耳垂,来回摩擦几下以扩大针孔,拔出针,顺耳孔戴上消毒过的耳饰。若戴耳环,戴前可将耳环一端涂上消炎药膏,以利于润滑耳饰顺利通过耳孔和起消炎作用,耳钉可直接涂消炎药膏。也可用持针器夹住穿有4~10号粗丝线的三角针,对着穿孔点垂直迅速穿透耳垂,丝线保留耳孔内,外面打结成线环,10d后拆线,佩戴耳饰。[①]

(二)耳孔枪穿孔法

亦称无痛耳孔枪穿孔法,不需麻醉,用镊子夹持消毒后的专用耳饰插针放在耳枪内,对准穿孔点,扣动扳机,耳枪利用冲击力便将耳饰插针戴在耳垂上,1个月后更换其他耳饰。

(三)激光穿孔法

局部消毒,注射麻药,用激光枪对准设计好的穿孔点,启动开关,由前向后穿孔,耳垂后面应垫有湿纱布垫,以免穿透后刺伤其他部位。穿透后随即戴上消毒后的耳饰

(四)高频电穿孔法

消毒后局部麻醉,利用高频电热笔对准穿孔点烧灼,使耳垂成孔,将消毒后的耳饰戴入耳孔。

三、注意事项

穿耳孔后7~10d内应保持耳垂处干燥,洗脸洗头时应避免接触污水污物,睡觉时要避免挤压耳朵并保持耳孔干燥通风。

坚持每日旋转耳针,避免耳针与皮肤粘连,促进伤口愈合。

术后每日用75%的酒精消毒1~2次,也可口服维生素C,帮助伤口愈合。

耳针和针托不要扣得太紧,否则容易引起肿胀,最好留有一定的空隙。

穿耳孔后如果有发炎感染现象,应及早就医。

---

①王婧秋,何中臣,唐贵忠.美容文饰术对比穿耳孔术的医疗监管困难及对策研究[J].中国卫生监督杂志,2015,22(05):454-457.

禁用不干净的茶叶梗或细牙签等穿入耳孔内。

穿脱衣服时应小心，勿勾住耳饰。

1个月内最好不要染发或使用发胶之类的化妆品。

需更换耳饰时最好1个月后更换。

第九章 医学职业审美修养与评价

第一节 医学职业审美修养

"审美"是人类的特殊意识活动,具有审美意识的人便成为审美的主体,而一切与审美主体发生联系的,即审美的对象,就成为具有审美特征的个体、物质和现象的审美客体。"审美"是以感官感知或感受美的,这样便突出了主体性,即突出审美主体的能动性。"审美"是一个带有实践性质的动词,而"美",则是一个静态的名词。审美学作为美学的一门应用学科,其着眼点不限于研究审美客体(艺术的和现实的对象),而是着重研究审美主体的审美感受和审美活动的规律,研究主客体的动态的审美关系,它以揭示出的人类审美现象的各种规律来指导人们的审美活动,端正人们的审美观念,培养人们健康的审美情趣和高尚的审美理想、提高人们的审美能力和审美素质,塑造完美的人格。从这种意义上讲,审美学是一门实用性很强的应用美学。[①]

"修养"一词,含义广泛。"修"是指完善、提高;"养"是指习惯、内涵、气质,包含了行为、外观、能力,情操等多方面的含义,是指思想品德、专业素质、人际沟通等方面经过长期锻炼和自我意识约束达到的某种能力和品质。

不同的职业有不同的修养要求的需要。希波克拉底警句:医学是美的职业,它具有崇高地位和独特的重要性。医学所追求的是健康而美好的人生,医学所创造的是健康之美、生命之美、至善之美、仁爱之美。既然医学是最为卓越的艺术,医务工作者就应该重视美学修养,并让医学

[①]黄照权,马明霞,蓝秀华. 医学与人文研究[M]. 桂林:广西师范大学出版社,2017.

审美意识牢牢植根于自己的医学实践之中。

医学审美修养是美学理论与审美实践在医学领域中的高度统一和运用。它是精神文明和物质文明发展的产物,适合于广大医务工作者。

一、医学职业审美修养的概念

职业审美修养是指为了满足职业服务对象的需要而进行的审美修养。已成为职业道德评价的重要内容。评价职业审美修养的标准:服务对象的审美感受,性情陶冶和审美意识的启发程度等。职业审美修养的范畴很广,其中"敬业"是最基本且最重要的一条。医学职业审美修养主要是指医务工作者在医学美学思想和理论指导下,通过对医学审美的学习和实践活动等途径,在审美意识、审美能力、审美品质,审美制造等方面,进行自我教育和改造的过程。

医学职业审美修养的目的不仅要培养医务工作者的人格魅力,而且要把医务工作作为一项提升审美能力和素质的伟大事业,从而满足人们日益增长的保健和健美的需要。

二、医学职业审美修养的主要目标

医务工作者在掌握美学和医学美学基本理论的基础上,树立正确的审美观,培养他们对美和医学美的感知、鉴赏和创造力。其主要任务包括以下5个方面。

(一)形成科学的审美观和正确的审美标准

审美观是人们在审美实践活动中形成的关于美、审美、美感、美的创造等问题的基本观点。医务工作者的审美观直接关系到求医者的生命健康。因此,要把坚持以人为本的思想理念、提高服务意识、强化医疗行为的规范上升为自身的理想追求;把医德观念和医学审美情感有机融合在一起,使美的知识、美的人格、职业美德、职业操守在医学职业审美实践中得到新的升华。

审美观主要包括审美理想、审美情趣、审美标准等,其中最重要的是审美标准,即人们在审美活动中衡量和评价客观对象美丑及其审美价值高低的尺度和原则。人们对具体事物的审美观念、审美情趣、审美理想等各种审美表现都贯穿着审美标准,一旦审美标准不恰当,其他一切审美体验和审美互动都可能出现相应的偏差。因此,要建立正确的审美观,关键在于形成正确的审美标准。

医学审美教育和修养首先要帮助医学专业人员树立正确的世界观、人生观和方法论。围绕职业特点,尊重客观规律,在医疗实践活动中显现医务工作者高尚的审美形象,将防病救人的医疗活动提高到审美层次和审美境界。由于审美观与审美标准密切相关,树立审美观的过程,同时也是形成一定的审美标准的过程。审美标准是一般性和特殊性的统一。美是客观存在的,审美标准有一般性,任何审美标准都可以在社会实践和审美实践中得到检验,并不断变革和发展。

(二)培养高审美素质的医务工作者

一名优秀的医务工作者不仅需要扎实的专业知识、过硬的医疗技术和高尚的医德医风,而且还应有较高的审美修养。特别是现代医学由生物模式向"生物—心理—社会学"模式转变,医学审美的地位和作用显得尤为突出。医务工作者只有加强本职业的审美修养,才能顺应时代潮流,满足现代人对提高生命质量、防病、抗衰、健美的高层次要求,适应医学未来飞速发展的需要。因此,医务工作者的群体形象直接关系到患者的健康、医院的社会效益和经济效益。只有提高医务工作者的服务意识、审美素质和修养,树立"以患者的利益为中心"的观点,加强他们对医疗卫生事业中道德行为规范的认识,将职业的道德观念内化后上升为自身的信仰和追求,将医德观念和医学审美情感有机融合,将美的知识、美的人格在医学审美实践中取得升华,使各类患者都能在愉悦的气氛中接受优质、高效的医疗服务,增强战胜疾病的信心,缩短治疗的周期,早日康复出院。

(三)培养信任、尊重的医患关系

在人类社会活动中,医务工作者和患者及其家属的关系不是一般的人际关系,它是在一定的医疗实践活动过程中形成与建立起来的一种特殊的人际关系,既有一般人际关系的共性,又有医患关系的个性。医患关系是指医务工作者同患者两者的关系。双方互相依存、相互作用、相互影响,共同处于医疗活动的统一体中。在病症诊断和治疗的各个环节中,不同的年龄、性别、经济状况、社会地位、文化修养、行为习惯的患者群体,与不同年龄、性格、性别、职称、资历的医务工作者交流,双方均以语言、举止、仪表为中介传递双方不同的审美意识、审美情感和审美体验。只有那些有较高审美修养的医务工作者,才能做到尊重患者的人格和权利,不分种族、地位、贫富、性别、职业和美丑,均一视同仁,尽职尽责,使患者对医务工作者产生尊重感和信任感,减轻不利因素对患者的心理负荷,给患者以信心、勇气和希望,充分体现仪表美、语言美、行为美和心灵美,建立一种高尚、神圣、和谐的人际关系,促进医患关系的良性发展。

(四)增强医学职业审美能力

医学职业审美能力是指医务工作者在审美实践中发现、感受、欣赏、判断、评价美的能力,主要包括审美感受力、审美鉴赏力、审美创造力。人们在审美活动中,能否得到审美体验和审美享受,以及获得审美体验和享受的多少、深浅,主要取决于审美观,其与审美能力有直接关系。同时审美能力的提高,也对培养正确的审美观产生积极的推动作用。在医学审美实践活动中的体现。医学审美教育要加强医学审美培养和训练,并通过各种有效的形式和手段,提高医务工作者的医学审美鉴赏力和审美创造力,努力构建"以美容服务为主线,以健康为中心,以人为本"的模式,提高社会群体健美水平和质量。

(五)塑造完美的人格魅力

完美的人格魅力是指全面、自由、和谐发展的个人综合素质。医学审美教育活动的目的是培养医学美学专业高级人才。社会的进步与发展不仅要求医学生和医务工作者在从事医学美容理论研究和临床工作的实践中要有高深的学问,而且还应有良好的道德风貌、文明优雅的言谈举止、高尚的情操和丰富而美好的情趣,在思想品德、心理生理、智力意志等方面得到全面发展。

现代医学的发展中一些消极思想(如金钱至上等)错误引导了部分人的价值取向,因此对于未来的医务工作者——高校医学学生的道德教育格外重要。审美教育的作用也正在于此,通过美育使人们从内心情感上心甘情愿地遵守道德约束。此外审美素质教育能塑造高尚的人格,帮助人们克服过度物欲化的思想,纠正价值观的偏离,有益于正确的世界观、人生观和价值观的建立。

三、医学职业审美修养的培养

医学职业审美修养能力的培养是一个循序渐进的过程。在医务工作互动中,能否得到审美体验和审美享受,以及审美体验和审美享受的体验程度主要取决于审美观,与审美感受力有直接关系。同时,审美能力的提高,也对培养正确的审美观产生积极的推动作用。医学职业审美能力是医务工作者的审美能力在医疗卫生事件中的体现,主要表现为医学职业审美感受力、医学职业审美鉴赏力和医学职业审美创造力。

(一)医学职业审美感受力

医学职业审美感受力是指主体在对客体的审美感知过程中出现的一种特殊心理状态,是由对象的刺激引起的一种心理感奋状态。只有先获得审美感受,准确地把握了审美对象的感性属性,如患者的兴趣、爱好、愿景、顾虑等,抓住其迫切想要解决的问题及制约因素,切中要点,最快地了解服务对象的意愿,通过医疗手段高效、科学地完成其需要。

职业审美感受由3个阶段组成。

1.感知阶段

审美感觉和审美直觉,是审美活动的基础。审美感觉和审美直觉较为单纯和客观,是初级审美心理因素。

感知阶段即数据采集阶段,将患者信息进行收集整理,取得最客观、准确的材料作为基础依据。

2.想象阶段

想象的本质是创造,是在直觉的基础上,把丰富的知觉重新组合,创造出从未经历过的崭新形象。审美活动和艺术创造以及科学实践都离不开想象。

想象是一切创造性劳动的心理前提,即治疗实施准备阶段,把现有的医疗技术与患者的实际情况相结合,研究出最行之有效的处理方案。

这个过程需要不断的设计和修改才能最终完成。

3. 理解阶段

在感觉、知觉、表象等感性认识基础上产生的理性认识，是随着审美心理活动的深入而加深对审美对象的认识。它将感知到的直观表象去伪存真、去粗取精、由此及彼、由表及里地进行改造和制作。

理解既是对问题的理解，也是对专业知识的理解。在实践中检验治疗方案的可行性，又检验知识理论的充实性、实用性、严谨性、变革性。

(二)医学职业审美鉴赏力

医学职业审美鉴赏力是人们认识美、评价美的能力，包括感受力、判断力、想象力、创造力等。在人们学习、训练和实践经验、思维能力，艺术素养的基础上形成与发展，是以主观爱好的形式体现出来的对客体美的认识、评价和再创造，是感性与理性、认识与创造的统一。医学职业审美鉴赏力主要在艺术创造与欣赏中形成并获得发展，因此有时也称艺术鉴赏力。它既具有鲜明的个性特征，又具有社会性、时代性、民族性。审美鉴赏力的提高，有助于以美的规律和美的理想去改变世界，发展文明的、健康的、科学的生活方式。

审美能力的强弱，最终要通过审美鉴赏能力体现出来。审美鉴赏能力，是指对事物的审美价值鉴赏、欣赏和评价的能力，一般包含2个方面的内容。一是区分事物美丑的能力；二是识别事物的审美特征、范畴、程度、类型的能力。在现实生活中，如果对客观事物不能加以正确鉴别，就会导致美丑不分，甚至进入以丑为美、以美为丑的误区。而审美鉴赏能力的提高有赖于审美实践。因此，在医学审美教育过程中，树立高标准的审美规范对提高审美鉴赏能力具有重要作用。

培养医务工作者对美的鉴赏能力是审美教育的一项重要任务，医学美的鉴赏能力是对医疗过程及行为的美丑进行区别，以及局部的把握能力，医学美的欣赏能力是对医学美的形式，内容及社会意义的整体把握和审美评价能力。这种能力可使人们透过医学美的外在形式去领悟其中的内涵，达到高层次的审美境界。例如，对医务工作者品德、风度、技术的欣赏，不应仅仅停留在浅表的感性形式上，而要透过它们去认识医务工作者精湛的医术、渊博的学识、高尚的情操、文明的风度,从而进一步理解医学事业救死扶伤的高尚意义。因此,提高医务工作者的文化知识水平和美学修养是培养医学职业审美鉴赏力的必要途径。

(三)医学审美创造力

医学审美教育的根本目的,不仅要培养医务工作者和医学生发现美、热爱美、鉴赏美的能力,而且还要激发人们追求美、创造美的能力。

审美创造力是指人们在审美实践的基础上,自觉地按照美的规律去创造具有审美价值事物的能力。人与世间的万事万物的根本区别在于人具有审美创造力。正是这种能力,人类才使主观世界和客观世界不断变化,使其充满生机和活力,并变得无限美好。在某种意义上可以说,社会的进步史就是人类追求美、创造美的历史。

因此,医学审美教育的内容之一,就是要通过各种有效的形式和手段,提高医务工作者的审美创造力,尤其是对医疗环境美、医学社会美、医学技术美的创造力,构建治病、防病的最佳服务措施,以利于社会群体健康水平的提高。

人们认识世界是为了改造世界,人们感受美、鉴赏美是为了创造美。对美的创造能力是指在感受、鉴赏的基础上,进一步通过自己的实践活动,按照美的规律创造美的事物的能力。因此,培养医学生及医务工作者审美的根本任务是使其掌握创造美的规律、发挥创造美的才能,并自觉地把这种才能运用到临床医疗实践中去。马克思认为,社会的进步就是人类对美的追求的结晶。所以,培养人们对美的创造能力将直接影响到人类社会精神文明进步的进程。因此,在感受美、鉴赏美的基础上,培养医务工作者按照美的规律去创造美的能力是一项光荣而艰巨的任务。培养学生审美感知能力是医学美育过程的起点,培养学生审美判断能力是医学美育过程的进一步发展,发展学生的创造才能,把感受美、鉴赏美的能力用于临床实践是医学美育过程的最终目标。

四、医学职业审美修养的实施途径

加强医学美育、提高医务工作者的审美素质的一个重要方面,就是通过各种途径和方法来广泛而深入地加以实施。这里主要从个人美育、学校美育和社会美育3个方面来进行说明。

(一)个人美育

一个人最早接受美育是从"胎教"开始的。从家庭居室的摆设、布置、装饰,到家庭成员的言谈、举止对人的修养形成都会产生重要的影响。优雅、高尚的摆设,融洽的家庭关系以及丰富多彩的家庭生活都会使家庭成员间的感情得到充分交流。另外,家庭科学的饮食起居、合适的穿着打扮、得体的待人接物方式都显示出个体的品格修养,这对审美能力的加强都会有很大帮助,一般可以通过以下4个阶段。

1.输入各种美的信息

根据个人发展需要涉猎一些审美的知识、理论,培养自己的审美、欣赏美的经验等,在这些经验的指导下,接触自然美、社会美、艺术美,初步培养欣赏美的能力,能对各种美的信息有足够的认知和理解。

2.进入审美状态

在审美过程中,听一首乐曲,接触一种美的行为。一方面体验着审美的愉快感,培养了感受美的能力;另一方面和自己的想象、情感和理解十分和谐地融合,成为一种审美享受,同时培养了鉴赏美的能力。

3.升华为审美意识

经常以审美的角度去看、去听、去想,审美状态反复出现,长期耳濡目染,潜移默化,在自己的审美经验中留下深深的印痕,不断提高评价美的能力,接着就会向高层次升华,追求更为丰富、高雅的审美对象和产生更为高层次的审美要求。

4.完善审美心理结构

完善审美心理结构,也就是指审美素养的全面提高,表现为审美能力和创造美的能力全面增强这2个方面。

(二)学校美育

学校是实施美育最重要的基地。我国教育方针提出"各级各类学校都要加强思想工作,贯彻德育、智育、体育、美育全方面发展的方针,把学生培养成有理想、有道德、有文化、有纪律的社会主义建设人才"。培养的是各类高级专门人才,要求他们不仅要有高深的学问,还应有良好的道德风貌、文明优雅的言谈举止,高尚的情操和丰富的情趣。当代医学生有提高审美能力和审美水平的强烈愿望,通过系统有效的审美教育,可以使他们对美的追求及对人生的追求达到一个崇高的境界。

(三)社会美育

与个人美育、学校美育相比,社会美育是美育的最大课堂。个人是社会的"细胞",学校是社会的组成部分。社会美育的对象包括每一个社会成员,医务工作者和医学生也不例外,其影响可以贯穿每个人的一生。即使是在校的医学生,除了家庭、学校的生活与学习外,都会不同程度地接触社会。蔡元培认为:"学生不是常在学校的,又有许多已离开学校的人,不能不给他们一种美育机会,所以又要有社会美育。"社会美育的意义和作用比家庭美育、学校美育大得多。大力发展社会美育活动,可以提高整个民族的群体审美素质和艺术修养,抵制腐朽、粗俗、丑恶、低下思想的侵蚀,有效地克服不正之风,直接地促进社会主义精神文明建设。但由于社会成员的阶层、年龄、职业、性格、信仰、文化、生活经验、社会阅历等诸多方面的差异,社会美育又比家庭美育和学校美育要复杂得多、艰难得多,需要社会各方面、各部门、各行业的关心和配合,才能顺利开展社会美育工作。

未来的世界是审美世界,未来的人,特别是以维护人体健与美为核心的医务工作者更应该具有较高的审美修养。爱因斯坦说过,用专业知识教育人是不够的。通过专业教育,他可以成为有用的机器,但是不能成为一个和谐发展的人。要使学生对价值有所理解,并产生强烈的感情,那是最基本的。他必须获得对美和道德上的善有鲜明的辨别力。否则,他连同他的专业知识,更像一只受过良好训练的狗,而不像一个和谐发展的人。其实,不仅包括医学生,还包括所有的医务工作者,都应该自觉、努力地做一个和谐发展的人、具有较高审美情趣的人,用美的规律去服务人,使我们的世界和生活更加美好。

第二节 医学职业审美评价

评价作为一种对人或事物价值的认识,是人们以各种精神活动的方式表现出来的对一定价值关系的现实结果和可能后果的判断和认识。本节仅就医学领域中的审美评价问题加以阐述。

一、医学职业审美评价的内涵

医学职业审美评价的内涵是指人们根据一定的审美原则、审美观念、审美程序等,对医学审美对象进行美的价值判断。医学职业审美评价有其职业的特殊性,必须和工作实际密切联系,体现其服务性和非功利性。[①]

由于医务工作者所处的环境差异,所受的教育、生长环境与文化背景各异,难免有着评价上的差别。所以,同其他方面的审美评价一样,对医学美的价值判断也有它的客观性、真实性和一致性。医学职业审美评价包括医学审美鉴赏和医学审美判断,常通过观察、感觉、联想、分析等形象思维来辨别什么是美,什么是丑的心理过程,在医学审美主体的价值观作用下进行美的价值判断。评价,作为一种对人或事物价值的认识,是人们以各种精神活动的方式表现出来的、对一定价值关系的显示结果和可能后果的判断和认识。

医学审美职业评价是主观的,它取决于人的职业审美修养、思想水平、个人生活情感好恶等。由于人们的审美评价机制是在医学实践中形成的,受到某个特定的社会、民族、阶级的共同观念以及人类普遍情感的影响,因而审美过程中社会自觉或者不自觉地遵循着一个共同的、以客观社会实践为前提的审美标准。

所以医学职业审美评价真实与否、深刻与否,是有一个客观的标准的。对审美对象所作出的正确评价,必然是与对象的审美价值相符合的,评价不能创造出审美价值,但是审美价值却必定要通过评价才能被

①余琳. 谈医学审美评价的实施[J]. 江西中医学院学报,2001,13(02):84-86.

认识。评价有可能符合也可能不符合原有价值。当评价符合审美价值时,两者之间的关系是真实的;反之,则是虚假的、错误的。评价的认识,是在实践的基础上对美学现象进行科学的分析和综合,从中揭示出带有规律性的认识,预见并推动未来将要产生的审美价值。

二、医学职业审美评价的意义

医学职业审美评价作为认识和把握客观世界的方式之一,与美学和医学有着内在的必然联系,在人的生命过程中具有十分重要的地位。它作为一种高级的精神生活被纳入生活之中,成为人生的一部分,对人们按美的规律塑造自身、塑造他人、塑造美的医学环境,以及创造美的人生具有十分重要的意义。

(一)医学职业审美评价的客观性

医学职业审美评价作为人类医疗实践的生动表现,相对人们认识和改造客观现实的存在,自然离不开求真,即医学审美对象的必然规律的认识和判断。失去了真,也就不能显示出医学美。法国艺术家罗丹认为"美只有一种,即显示真实的美"。也就是说,美以真为前提,美包含着真,没有真就没有美。但客观规律只是人们理性认识的对象,不能使人在对它的抽象形式中获得愉悦。而"美"却是人们欣赏的对象,它所具有的生动形象和独创形式,是对人自身的本质属性和本质力量的肯定,从而给人们带来审美评价的愉悦。参与创造"美"的医学实践活动就更是如此。

(二)医学职业审美评价的感染性

人的情感可以分为2种:第一种是满足生理需要的低级情感,第二种是满足精神需要的高级情感。如对人体美、医学美的欣赏和评价,可以给人带来精神上的享受,而不仅是生理上的快感。通过医学职业审美评价达成的医护工作者热情可亲的服务态度、整洁干净的病房、表现宁静的墙壁色彩、柔和的光线等,这一切给患者心理带来一种舒适、轻松的感觉,在这种环境中接受治疗无疑能加快身体的康复。

三、医学职业审美评价的标准

医学职业审美评价、审美对象的自我评价和社会群体的普遍评价既有区别,又相互联系,它们不可分割,共同组成医学职业审美评价的标准体系。医学职业审美评价活动,是通过个体的直接感受和情感反应来实现的,不可避免地有个人爱好的主观倾向性。然而,医学美的欣赏活动需要对审美对象的美做出一种评价和判断,要求社会和医学界的普遍有效性。纵观人类医学审美实践,人们总是自觉不自觉地使用着某种相对固定的尺度去衡量医学审美对象,即所谓的医学职业审美评价标准。它既是鉴别美丑的标准,也是考查医学对象审美价值高低的尺码。

医学审美对象的自我评价是被审美者依据自己所拥有的知识、个人意愿、审美观点去评价结果。因此,个体审美标准在总体上总是与社会群体的审美标准趋于一致。例如,求美者自觉或不自觉地用人体审美观去认识和评价自己的容貌,并努力通过各种途径使自己的容貌达到社会审美的要求。由于缺乏一般的美容医学和美学知识,也没有美容医学实践的经验,其审美评价必须经由美容医生的科学指导。所以,审美对象的自我评价有很强的局限性。

求美者的美容行为和美容结果不可避免地要受到所在人群的评价。社会群体对人体美的评价主要依据普遍的审美标准,具有时效性、地域性和阶层性的特点。社会评价对美容医学实践的审美评价,直接影响求美者对自己容貌的再评价,这也是美容医学审美评价的重要组成部分。

医学职业审美评价虽然没有统一的标准,但在医学职业审美实践中,人们自觉或不自觉地将历史积累的经验和社会比较认同,并以相对固定的尺度作为标准,衡量和评价医学审美对象,如黄金分割指数、达·芬奇提出的人体美的比例标准等,但必须遵循以下原则。

(一)主观性与客观性的统一

医学职业审美标准是人们在医疗卫生实践中,对客观对象的反应,以及医学经验上升到审美理想而凝聚起来的产物。虽然大多是凭借主观的经验构成的见解或评价标准,而且不同时代和社会,不同的文化层次,不同的民族有不同的审美评价,但在所有这些主观评价中,却具有符合事物客观审美价值的综合标准而不以个人的主观意志为转移。因此在审美主体千差万别的主观感受之中,很大程度反映着主客观统一的审美价值。

(二)相对性与绝对性的统一

在历史的长河中,医学美的观念在不断演变。正如医学美本身不断创新一样,医学审美评价标准也不是一成不变的。例如,曾经在封建社会流行了一千多年的女子以缠足为美的风尚,最后还是以被人们所认识、被历史所废弃而告终。因此,审美评价的稳定是相对的,而发展变化则是绝对的。

(三)真、善、美的统一

真在哲学范畴里是指客观事物在运动、变化、发展中表现出来的规律性以及人们对这种规律性的如实反映。它是客观事物的本质所在。离开了真,就是虚假,虚假就谈不上美。法国艺术家罗丹认为"美只有一种,即显示真实的美"。善在哲学范畴中是指人与客观物质世界的实践关系中客观事物对人的功利性。凡是美的事物都必须对社会、对人生有利,要积极向上,否则就不是美。例如,美容是通过美容术将人在美貌方面的不美或缺陷的部分按美的规律矫正过来,在物质上给人带来利益,在精神上使人愉悦,给人带来美的享受。这就是真、善、美的统一,集三者于一体,缺一不可。

四、医学职业审美评价的实施

审美评价实施中审美主体的条件如下。

在医学职业审美的评价中,主体是审美者和评价者,客体是被评价的对象。医学审美主体的欣赏能力和评价能力在医学审美评价活动中至关重要。首先,若医学审美评价主体没有欣赏能力就产生不了美感,尽管有客观存在的美,但正如马克思所说的,对于不辨音律的耳朵来说,最美的音乐也毫无意义,音乐对他来说不是对象,因为对我来说任何一个对象的意义,都以我的感受所能感受的程度为限。要欣赏医学美,就需要培养具备欣赏医学美的各项条件。其次,医学审美评价主体的主观能动性在医学审美评价中具有特别突出的作用。医学审美主体对于医学审美客体的评价不是单纯、机械、消极、被动的,而是一种综合、被动、积极、主动的心理活动。往往要结合自己以往的经验、情感、表象进行发现和补充,想象和理解,构成自己独特的医学审美评价。

(一)健全的审美评价感觉器官

构成医学审美评价主体的条件很多,但主要的是健全的审美评价感受器官和必要的医学审美修养。审美评价感觉器官包括视觉、听觉、触觉等器官。这些器官都能敏锐地感受医学美,其中尤以能欣赏形式美的眼睛最为重要。有了健全的审美评价器官,还要有对于医学审美对象的敏锐鉴别判断能力,这种能力只能在后天的医学社会实践中,以直接或间接的方式积累经验而获得。

(二)必要的医学审美修养

必要的医学审美修养包括心理和行为的自我锻炼、自我培养和自我陶冶,以及经过不断努力所取得的能力和品质。医学审美修养,从实质上来说,是个体医学审美心理结构的自我塑造和自我完善,它表现在医学审美需要、医学审美态度形成,医学审美评价能力的提高,医学审美评价观念、趣味、理想的确立,医学审美评价境界的呈现。可以认为,医学审美修养是由多种因素组合而成的系统结构,其构成因素是多方面的,主要包括2点:首先,必须以一定的医学知识和美学知识为基础。如果缺乏一般的医学知识和美学知识,就不能有较好的医学审美评价能力,难以体会和领悟其中滋味,这样就谈不上医学审美评价活动。其次,一定的思想认识水平和医学实践经验也是医学审美评价的基础和条件。思想认识水平的高低,以及医学实践经验是否丰富,在很大程度上会影响医学审美评价修养。认识能力越强,医学实践经验越丰富,联想、领悟、感受、分析就越深刻,评价就越正确。没有一定的思想认识能力、医学实践经验、医学知识和审美评价素养,纵然有较高的器官感觉功能,也不能显示优异的医学审美评价水平。相反,如果在某一特定的医学审美评价领域对个体进行有意识的训练,相关的感受和评价能力便可能特别发达。

五、医学职业审美评价实施领域

(一)外科手术的审美评价

外科手术的审美评价主要是以是否实施了最佳手术方案为前提。手术的目的首先是抢救生命、恢复功能,其次才考虑对人体美的维护。一切有助于实现这一目的的行为,都具有美的价值。如急性喉头水肿的骤急气管切开,虽然对形体美有一定的影响,但于救助生命是必要的。手术过程中的准确、熟练操作有助于减少并发症及功能的恢复;手术切口的选择除了考虑便于手术、减少创伤外,也应考虑切口的美感问题,这些具体的操作无疑体现了外科手术的审美价值。

(二)美容外科手术的审美评价

美容外科是医学审美与外科技术相结合,对人体某些生理解剖范围内的医学缺陷加以修复和再造,以增进人体形态美感的医学技术,美容外科审美评价在医学审美评价中占有重要地位,它是以直接追求美、再现美为目的的一种特殊医学实践。因为对审美主体的医学修养和手术技巧有较高的要求。成功的美容外科手术须符合下列3个条件:①手术满足施术者的审美要求;②手术不影响受术者原有的正常功能;③手术后容貌和形态的改变符合国情和民俗,并与大多数人的审美观念、审美习惯相吻合。凡不符合这些条件,或术后出现并发症、后遗症,甚至导致损容、毁容的,均被认为是手术失败,审美价值就无法体现。

(三)内科诊疗中的审美评价

1.内科诊疗的审美评价

内科诊疗的审美评价主要依据真、善、美相统一的原则进行。在这里,审美对象是内科医生及其诊断行为。具有审美价值的诊断行为应该是真、善、美的统一。真,就是寻求病患之实。为此,采集病史时要耐心倾听患者的陈述,体格检查要认真,辅助检查要选择得当,对病史体征做综合分析。善,就是对患者要有高度的责任感和人道主义精神。在问诊中应热情、和蔼,善于利用礼貌语言和安慰语言,在操作中动作轻柔、敏捷,不暴露与检查无关的躯体,所有检查器械消毒严密,尽量减轻患者在检查过程中的痛苦,辅助检查要从患者的具体情况出发,能用简单、便宜的检查就不用复杂、昂贵的检查,尽量减轻患者的肉体痛苦,缓解其心理压力和经济负担。美,就是要求医生在诊断过程中仪表端庄、热情亲切,具体操作时动作娴熟准确,病历书写语言简练、条理清楚、重点突出,给患者以美的感受。

2.内科治疗的审美评价

内科治疗的审美评价主要指药物治疗。药物治疗的审美评价,主要依据最佳疗效原则。最佳疗效原则既是药物治疗的审美原则,又是药物治疗的用药原则。即用药必须做到用药少、价格低、疗效佳、副作用少。从医学审美评价的角度讲,符合用药原则的药物治疗就具有审美价值。那种开大处方、人情方,甚至滥用药物造成病原性疾病的形式,不仅破坏了人体功能,而且损害了人体美,甚至会带来严重后果。

(四)护理中的审美评价

护理的审美评价具体表现在对患者的观察记录以及实施医嘱的操作过程中。作为患者与医生之间的联系纽带,护理工作的重要性显而易见。热情、和善、体贴的护理行为,准确、及时的观察记录和处理,敏捷、轻柔的操作,医护之间的默契配合,对患者的疾病治疗和功能的恢复,无不产生良好的作用,从而指向较高的审美评价要求。护理工作大多是细小、琐碎、重复的工作,是花时间、单调的劳动,易造成感觉和判断上的失误。每一个不经意的疏忽,都会增加患者新的痛苦,甚至导致病情恶化,使其医学价值下降,进而影响审美价值。因此,护理审美评价要求护理人员不仅要具备良好的业务水平,更重要的是要有耐心、细致及长期工作的身心承受力和责任感,这样才能有效地体现医学护理的审美价值。

第十章 医学美容从业者服务礼仪

第一节 美容医学沟通、设计与咨询

一、人际沟通学与咨询

(一)沟通与沟通学

沟通的英文为"communication",是指意见及思想之交流,故也翻译为"交流"。人类进化过程,是不断克服非理性成分的过程,但是仍然保留着非理性因素,因此在自身的意见及思想中充满了错误、偏见、歪曲与误解。正因为如此,当代有一门专门研究人际沟通的学科,被称作"沟通学"。①

沟通学是一门应用十分广泛的社会人文学科。时至今日,由于科技之发达,而沟通及反沟通之工具与方法日新月异,故加以研讨确属必要。

沟通之定义可就下述3种解释以明之:①沟通是利用语言、文字或符号,以沟通双方的思想和意见。②沟通是将个人的思想与意见,传达与他人之行动。③沟通是一项程序,借此程序,机构中之一分子,将其决定的意思,传达与另一分子。

综合上述各家解释,我们可以说:沟通是组织中间的一员,将组织活动所必需之意见或情报,传达与他人之行动。由此可见,除非一个人永远单独工作,要不然,凡有2个人以上共同活动的,就必然发生意见交流或沟通。现代任何一种组织体,都是集百千万人在一个组织目标下从事群体活动,部门林立,人员众多,意见沟通工作越来越占有重要地位,意见是否能有效沟通,往往决定人群关系与作业间配合连接的好坏,进而

①罗红柳. 美容医学咨询与沟通实训教学的探索[J]. 科学咨询,2019(13):100-101.

影响群体工作的优劣或成败。

（二）人际沟通的要素

人际沟通包含以下要素。

1.引发沟通的客观事物

包括客观世界的各种现象、人的思想和行为表现，以及各种综合性整体事物等。这些事物、现象等反映在沟通者头脑中，便刺激人产生沟通的需要和愿望。前例中某甲所看到的熟悉面孔和身影，便是引发沟通的客观事物，没有它的刺激，沟通就不会产生。可见客观事物的刺激是产生沟通行为的前提和依据。

2.信息发出者

信息发出者是沟通的主动方面。当人产生沟通的需要和愿望时，他必须将自己所受到的客观事物的刺激及自己的反应转化为对方可以理解的信息。这些信息是通过一系列有组织的信号——代码来表达的，因此信息的发出者又称编码者。前例中的某甲就是信息的发出者。

3.信息及其载体

信息是指沟通时所要传递和处理的对象，它必有一定的内容意义。信息是通过一定信号来显示的，这些信号又是按一定规则组织起来的，这种有组织并能表达一定内容意义的信号便是代码。信号和代码都是信息的载体。前例中某甲发出的笑容、问候的语言、身上的香水味及握手触摸等，都是一种信号，它们按照沟通双方认同的规则和方式组合起来，便成为负载了友好、问候、高兴等信息的载体——代码。没有信息及其载体，沟通便不会发生。

4.沟通渠道及环境

沟通渠道是指信息传递的通道，也称信道。例如，声音是通过听觉渠道传递的，表情手势和文字影像等信息是通过视觉渠道传递的；另外，味觉、嗅觉和触觉也可以传递信息。在人际沟通中，信息往往是通过多渠道传递。而所有传递信息的渠道都离不开一定的环境，因而会受到各种环境因素的影响和干扰。前例中某甲和某乙之间的信息传递便动用了视觉、听觉、嗅觉、触觉等多渠道综合进行。他们之间的沟通若是在人声嘈杂的车站、码头等环境中进行,就必须加大语言的音量,才能克服环境因素的干扰而顺利沟通。

5.信息接收者

信息接收者是信息的收受方面。他在接收信息时必须先将信息发出者通过各种渠道传来的信息代码译为可理解的信息内容,方能接受信息,所以又被称为译码者。前例中某乙在沟通中所感受到的只是笑容、语音、香味和触摸等信号,至于这一系列信号所表达的是什么内容,是要靠某乙自己去领会和理解的,这便是译码。

6.效果与反馈

效果是指沟通者传出的信息对于接收者所产生的影响。这种影响必会引起接收者的某种变化,包括生理的、心理的、思想的或行为的改变等。不管这种改变是多么微小,有时从表面上看不出来,但反应和改变是客观存在的。而这些反应和改变又会成为新的信息发出者,原来的信息发出者便转而成为反馈信息的接受者。在人际沟通中,信息发出者与接收者之间的角色互换是随时随地都会出现的,所以人际沟通才会是一个连续不断的过程。前例中的某乙从某甲发出的言语行为等信号编码中迅速解译出友好、问候、高兴等信息之后,立即以相同行为表现回报某甲,即发出了反馈沟通产生了效果。当某乙发出反馈信息给某甲时,实际上新的沟通又开始了;某乙的反馈信息同样会影响某甲,使他发生情感和行为的改变,人际沟通便如此不间断地继续着。

二、医学美学设计与咨询

(一)医学美学设计基础

1.艺术设计

艺术设计是塑造形象的应用艺术。设计作为一种人类有意识的活动,其含义是"在正式做某项工作之前,根据一定的目的要求,预先制定方法、图样等"。

2.形象设计

形象设计是人的艺术化的存在方式。形象设计属于多种设计的融合艺术,包括服装设计、发型设计、化妆设计和服饰设计等。它是将轮廓、造型、质地以及风格等局部的因素,统归于整体设计之中,发挥出设计最大的魅力。

3.医美设计

医美设计是"永久性"的形象设计。从美容学分类的角度来说,美容形象设计属于修饰类美容,它的作用在于暂时性地塑造人物的形象;而医学美学设计需要依靠美容外科等医学的方法,设计相对永久性的人的形象。

(二)医学美学设计的特点

1.医美设计是美容医学实践的组成部分

形象设计的目的是通过服装美发、化妆等来实现的;医美设计的目的是通过美容医学的各种方法来完成的。因此,医美设计是美容医学的组成部分。医美设计的基本原则在于在美容医学的实施过程中,自始至终全面贯彻美学原则的实施。

2.医美设计的结果具有不可重复性

由于一般的形象设计利用的是修饰性手段,因此具有可重复性。医学美学设计则不然。因为医学美学设计的实施有赖于美容医学手段,而任何一种医学的手段,在多数的情况下具有不可重复的特征。"只能成功,不能失败"是对美容医学并不过分的要求。为此,医学美学设计应该更为严谨。

3.医美设计的实施具有很强的专业性

医美设计必须依赖专业知识的限制,例如解剖学组织学方面的条件限制,同时还要受到医学美容技术能力的制约。医美设计不可能脱离人体科学与美容技术来按纯粹艺术、美学的设计来塑造受术者。

4.医美设计的基础包括人体艺术与科学

形象设计的基础主要为艺术素质与美学因素,医美设计除此以外,还必须有一系列人体科学与医学美容技术的因素需要考虑。形象设计可以在很大程度上利用修饰性的色彩与造型的方法,塑造人的容貌与形体,甚至可以根据人为的想象力来改变人物的风格,而医美设计则用医学的处理元素塑造较为永久性的人的容貌与形体。无疑,人体解剖学是医学美学设计的客观科学基础之一,很难想象,医学美学设计可以如同形象设计一样,大胆地根据某一"创意"而随心所欲地改变人的容貌特征。

5.美容心理学是医学美学设计的主观科学基础之一

任何一次医学美学设计的过程,均应该是了解受术者的心理过程,没有对受术者体像及其自我感受的把握,就不可能有成功的医学美学设计。完全接受病人的要求,或者简单拒绝病人要求的美容外科医生,绝对不是合格的医生。

(三)医学美学设计的作用

没有美学的美容手术是很难想象的。美容医学的根本目的在于引发自我对体像的满足,俗称感觉良好。

1.品质保证——医美设计的基本作用

美容外科医生开展手术时应该更多具备一些容貌审美的理性成分,更多一些美学设计的计划性。合理的医美设计才是保证美容医学实践的品质要素。

2.有效沟通——医美设计应用原理

每一个美容外科医生在实施手术前,脑海里都有意识或无意识地进行了术前的设计。问题是,医生脑海里的"美学标准"与客观化的容貌形体标准,以及受术者自己认可的造型之间存在着一定的偏差。这些问题必须进行有效的术前沟通才能解决。

3.减少纠纷——医美设计消极目的

美容医学实践中最常遇到的问题之一就是术后的纠纷问题。发生纠纷的原因是复杂的,其中手术的效果是核心原因。由于评价手术结果具有多元性,所以术前的设计十分重要。医美设计的重要任务是术前与受术者共同建立的审美模式,并对结果能够做到最充分地理解。医美设计应该从科学、技术、美学等角度,全面与受术者沟通,并期待达成最大限度地一致性,这是避免术后纠纷的关键。医美设计的底线目标就在于防止因为手术结果评价不一致带来的手术纠纷。术前的医美设计必须是多因素考虑的实施方案,这也是医美设计复杂性所在。

4.发现美丽——医美设计服务目的

美容医学的目的是满足受术者的心理需要,这是与任何一种临床医学比较而言的特殊性。服务于求美者是美容医学的具体目的。

第二节 提供医学美容服务中的礼仪常识

良好的礼貌修养、高雅的举止,是其优质服务的基本保障。由于养生美容顾问的工作性质决定了在咨询与指导过程中与宾客是近距离接触,因此养生美容顾问必须了解并熟练掌握在与宾客接触中的基本礼节礼仪。

一、在工作岗位上的个人基本礼仪

个人的卫生、服饰,是养生美容顾问与宾客交流的第一个个人外在信息,良好的形象会增加宾客对养生美容顾问的信任感与依赖感。[①]

(一)个人卫生要求

良好的个人卫生及卫生习惯,既有利于身体健康,也是顺利开展工作的基础。

1.头发

经常洗头,头发无异味;对头发进行必要的养护,保持头发清洁、健康;所留发型适合自己的脸形、体型与着装,发型要美观、大方、庄重;工作岗位上要束发,不可留过肩以下的披肩发。

2.皮肤

保持皮肤清洁、润泽;定期对皮肤进行必要的养护,使皮肤处于良好的健康状态。

---

①陈基纯,姚丽,黄美灵等.美容行业与企业认知[M].广州:广东高等教育出版社,2017.

3.口腔

保持口腔清洁、卫生,口腔无异味;上岗前和工作期间,不可进食有异味的食品,如大蒜、韭菜、葱等食品。

4.手

养成随时洗手的良好习惯,保持手部清洁、卫生;定期对手部皮肤进行养护,使手部皮肤处于良好健康状态;勤剪指甲,不可留长指甲,并对指甲定期保养,使指甲处于良好健康状态;工作岗位上不可涂颜色鲜艳的甲油,只可涂无色透明或肉色甲油。

5.脚

要养成勤洗脚、泡脚的好习惯,注意对脚部的日常养护;保持脚部清洁、卫生、干燥、无异味。

6.个人用品、用具

个人的用品用具要保持清洁、卫生,要养成专人专用的习惯,尤其是喝水的杯子、吃饭的餐具以及梳子、毛巾、拖鞋等用品用具,切不可以乱拿、乱用。

个人用品用具码放整齐、有序,养成个人用品用具定期消毒的良好习惯。

(二)岗位服饰要求

养生美容顾问在咨询与指导岗位上的着装、佩戴饰物形象,既要美观、舒适,又不可喧宾夺主。

1.着装要求

养生美容顾问在咨询与指导岗位上的着装要做到干净整齐,庄重大方,美观得体,简洁舒适。

养生美容顾问在咨询与指导岗位上的着装不宜太过艳丽、休闲,不宜张扬,不可喧宾夺主,最好着职业装。

2.对鞋、袜要求

鞋袜要经常换洗,保持干净、无异味。

在工作岗位上,鞋袜既要美观、大方,又要舒适、合脚。

在工作岗位上不宜穿着露脚趾、脚跟的凉鞋。

3. 佩戴饰物要求

养生美容顾问在咨询与指导岗位上所佩戴的装饰物要简洁,切不可珠光宝气、分散宾客的注意力,更不宜喧宾夺主。

工作岗位上,不可佩戴影响技术操作动作的饰品、饰物。

4. 职业化妆要求

养生美容顾问在上岗之前要化职业淡妆,以示对宾客的尊重,同时还可彰显良好的职业形象。

所着淡妆的妆型、妆色要适合本人的脸形、肤色、服装颜色。

(三)动作举止

"站如松、坐如钟、行如风、卧如弓",形容的是人的站、坐、走、卧的姿势。姿势是一个人风度、举止的外在表现形式之一。正确的姿势能够改善人的仪态,增强自信心,给人以举止优雅和美的形象,并有助于预防疲劳和损伤;不合理的姿势,则会使人看起来不雅观、不文明。正确、优美的姿势是可以通过训练形成的。

1. 岗位言行举止基本要求

一是举止大方,端庄稳重。

二是态度诚恳,和蔼可亲。

三是坐不懒散,立不歪斜。

四是行路脚步要轻,遇急事不奔跑。

五是两人行走不勾肩搭背,多人行走需排队。

六是在公共场合,不要高声喧哗,要保持安静。

2. 站姿

正确的站立姿势应该是:表情自然,双目平视,双唇微闭,稍收下颌,颈部挺直,重心稍向后移,直腰、收腹、展肩,臀部肌肉上提,两臂自然下垂或双手交叉放于腹前。

女性双腿并拢,大腿部夹紧,双脚呈"V"字或"丁"字形站立。

男性双脚平行,自然分开与肩同宽站立。

日常生活中,站立时腿及手臂的姿势可以有所变化,但头部及上体要始终保持正确的姿势。

3.坐姿

正规场合下,正确的坐姿是上体保持站立时的姿势。

入座:入座时,右腿稍稍向后移半步,以腿肚触碰到椅边为准,轻轻坐在椅(凳)子的前2/3处,不倚靠椅背;着裙子的女性,在坐下的瞬间,双手将裙边抚平。

双腿:女士应将双膝并拢,两脚不分开或稍分开。两脚不分开时,自然并拢或并拢同时伸向一侧(左侧或右侧);两脚稍分开时,可将两脚前后分开或左右略分开;男士双膝自然分开与肩同宽。

双手:男士双手自然放于双膝之上;女士双手交叠,放于一侧大腿部。

4.走姿

正确的走姿应该是:走路时,身体挺直,保持站立时的姿势,不可左右摆动、摇头晃肩或歪脖、斜肩。

双臂前后自然摆动,幅度不可太大,忌左右摆动,后摆时勿甩手腕。

提臀(臀部肌肉紧张),用大腿带小腿迈步,双脚基本走在一条直线上。步伐平稳,忌上下颤动、左右摇摆及甩脚,也不要随意扭动臀部。

步幅与呼吸应配合成规律的节奏。女性穿礼服、裙子或旗袍时,步子要迈得稍小一些。

二、咨询活动常用接待礼节

(一)守时

遵守时间、不能失约,是交往活动中最基本的礼貌。参加各种活动都应按约定的时间准时到达。所谓准时到达,有2个方面的含义。

第一是不迟到。迟到会使对方因久等而抱怨;首次约会就迟到,会失去对方的信任,甚至造成不可挽回的损失。因此,当不能赴约或不能准时到达时,应尽早通知对方,说明原因,争取得到对方的理解与谅解。

第二是不过早到达。过早到达可能会给对方造成某些不便,甚至出现尴尬的局面。一般情况下,提前3~5min到达为宜。

(二)介绍

"介绍"是交往活动中最基本的礼仪。但是,介绍的内容、举止、顺序有误时,则是失礼的。

1.自我介绍

人们在交往过程中,自我介绍是常有的事。自我介绍时,可以介绍自己的姓名、身份、单位。自我介绍时,应注意以下2个方面的问题:①举止庄重、大方,充满自信。②表情亲切、自然,眼睛注视对方或大家,要善于用眼神、微笑和亲切的面部表情来表达友谊之情。

2.为他人介绍

为他人介绍时,介绍人在介绍之前必须要了解被介绍双方各自的身份、地位等。

为他人介绍,应注意介绍的先后顺序,其所遵循的原则是,受尊敬一方有先了解对方情况的优先权。介绍的顺序如表10-1所示。

表10-1 介绍的顺序

被介绍双方	先介绍	后介绍	备注
地位高者与地位低者	地位低者	地位高者	社会活动中,任何情况下都是将地位低者先介绍给地位高者
主人与来宾	来宾	主人	主人先了解情况,以便于接待
年长者与年轻者	年轻者	年长者	以示对长者、前辈的尊重
女士与男士	男士	女士	男士地位高或明显年长时,先将女士介绍给男士
已婚者与未婚者	未婚者	已婚者	未婚女子明显年长时,先将已婚者介绍给未婚者
先到者与后到者	后到者	先到者	

当把一个人介绍给众多人时,首先应该向大家介绍这个人,然后再把众人依次介绍给这个人。集体介绍时,可以按照座位次序或职务次序一一介绍,介绍时应有礼貌地以手示意。

3.介绍的动作

上身略前倾,面带微笑,目视出手所示被介绍人,所出之手五指并拢,掌心呈30°～45°向上,大臂提起,小臂伸平,指向被介绍者,同时语言清楚、语速适当、语气亲切地为双方做介绍。

(三)握手

"握手"是交往活动中的基本礼仪之一。

1.握手的场合

久别重逢、初次见面、慰问、告别等场合。

2.握手时的顺序

握手时的顺序所遵循的原则是,尊者把握握手的主动权。一般情况下,握手时的顺序如表10-2所示。

表10-2　握手的顺序

握手双方	先伸手	后伸手	备注
职位高者与职位低者	职位高者	职位低者	社会活动中,待职位高者伸手后,职位低者再伸手
主人与来宾	主人	来宾	有客来访时,主人先伸手,以示热情、等待多时了
	来宾	主人	来宾告辞时,主人待来宾伸手后再伸手,否则有逐客之疑
年长者与年轻者	年长者	年轻者	
女士与男士	女士	男士	男士地位高或明显年长时,应由男士先伸手
已婚者与未婚者	已婚者	未婚者	未婚女子明显年长时,由未婚者先伸手
平辈、朋友之间	谁先伸手不作计较,一般谁先伸手,谁更有礼貌		
表示祝贺、宽慰、谅解对方时,应主动伸手			

礼节性握手还应坚持对等、同步原则。如果一方伸出手来,另一方未作回应,拒绝握手,或反应迟钝,半天才伸手,就会使对方陷入尴尬境地,是十分不礼貌的,也会当众降低自己的形象。

3.握手的动作

双目注视对方,分别伸出右手,除拇指外的四指并拢,手心相向而握,力度适度,上下抖动3~5次,同时作相关语言表达。若是年幼者、晚辈、下级,在握手时上身略前倾,以示尊敬。

4.握手的禁忌

(1)握手时心不在焉、左顾右盼是不礼貌的。

(2)握手双方不可跨着门槛握手。

（3）在握手的瞬间不可与第三者打招呼。

（4）除女士礼服手套外，一般不戴着手套握手。

（5）一般情况下男士不坐着与人握手。

（6）握手时力度不可过大。

（7）拒绝对方为握手而伸出的手或伸出左手握手，是不礼貌的。

（四）称呼

称呼，即称谓，是在人际交往中能够表明彼此关系的名称。恰当的称呼像一个门把手，有助于打开与宾客交往的大门。心理学研究表明，人们对别人如何称呼自己是十分敏感的。恰当礼貌的称呼，能够使对方产生心理上的相容效应，使交往变得顺利；而称呼不当，会使对方产生反感心理，直接影响下一步的交往。

称呼具有鲜明的场合、环境特点，对于同一个人，由于场合环境发生了变化，其称呼也随之发生变化。例如，某人的叔叔是他所在大学的同事，是副校长兼系里一门专业课的博士生导师。在不同的场合、环境中，他对其叔叔的称呼会有所不同：在家里称其为"叔叔"，在系里对其称呼为"×教授"或"×老师"，而在会议上会用"×副校长"的称呼向与会者进行介绍。在国际交往中，对人的称呼是有一定规范要求的。

称呼具有长幼、亲疏分明的特点。中国人在称呼长辈、师长、尊者时，要用"您"，而不是用"你"。初次见面或交往未深时，一般也用"您"，不用"你"，以示谦恭与尊重。

在对外交往中，应该严格遵循国际通行的称呼习惯，不得有丝毫的大意。按国际通行的称呼惯例，对成年男子称"先生"，对已婚女子称"夫人"或"太太"，对未婚女子称"小姐"，对年长但不明婚姻状况的女子或职业女性称"女士"。这些称呼均可以冠以姓名、职称、头衔等，如"汤姆先生""上校先生""玛丽小姐""布莱克夫人"等。

三、咨询活动中的交往礼仪

（一）一视同仁

一视同仁是指社交场合，特别是指交际应酬场合，对待众多的合作伙伴,应努力做到平等待人,不要使人感觉有明显的亲疏远近之分。特别是在接待宾客时,无论身份、地位高低,均应照顾周到,尽量避免不必要的误会。

(二)修饰避入

所谓的修饰避入,即维护自我形象的一切准备工作应在"幕后"进行,绝对不可以在他人面前毫无顾忌地去做。要养成修饰避人的好习惯,展示自己的最佳形象,不断提高素质修养。

(三)勿碍他人

在公共场合,任何一个有教养的人都应具备"约束自己行为"的意识,尽量不因自己的行为举止妨碍、影响、打扰他人。如在公共场合高声交谈、接听电话,在公共场所吸烟,遇急事奔跑,公共会议场合迟到或不注意行走线路等。

第三节 医学美容咨询与指导活动中的有效沟通

"咨询与指导"是一项建立在相互传递信息,最终达成一致,为下一步工作奠定基础的工作。作为养生美容顾问,在咨询指导活动中,与宾客的有效沟通是至关重要的,是做好咨询服务,全面细致了解宾客个性心理、生理等资料的有效途径与基础。

咨询与指导工作中,与宾客沟通的基本形式之一是交谈。养生美容顾问通过与宾客交谈掌握宾客需求,通过交谈了解宾客个人相关资料,通过交谈与宾客交换对养生美容方案的意见,通过交谈指导宾客日常的养生护理……良好的礼貌修养、高雅的谈吐,是咨询与指导服务的基本保障。与宾客,进行有效沟通,是养生美容顾问在咨询指导中必备的技能之一。养生美容顾问必须了解并熟练掌握在与宾客交谈、有效沟通中的基本礼节礼仪、方法技巧。

一、有效沟通的意义

沟通就是为了一个设定的目标，把信息、思想和情感在个人或群体间传递，并且达成一致的过程。[①]

有效沟通的意义在于，把相关信息准确地传达给对方，从而有助于各方之间的相互了解、理解与配合，是达到某个目的、共同成功完成一件事情的基础。

如果养生美容顾问不能与咨询宾客进行有效沟通，不仅不能全面、准确地掌握宾客的相关资料，还会因所掌握的资料不足或不正确，影响为宾客制订养生美容护理方案，甚至使所制订的养生美容护理方案出现问题或差错。

二、沟通交谈的基本原则

在有限的时间里使交谈达到预期效果，应注意以下交谈原则。

(一)态度坦诚

交谈时应做到文雅大方，诚实守信，坚持坦诚相见，直抒胸臆。要做到"三不讲"，即不讲假话、不讲违心话、不讲过头话。

(二)神情专注

交谈时要专注认真，正视对方，谈话中的语气、语态、神色、动作、表情都要专注，要专心致志、聚精会神。

(三)谨慎多思

交谈中要谦虚礼让、多听多想、先听慎讲、想好了再讲，减少交谈中的失误。要注意多给别人说话的机会，这样不仅是对对方的尊重，同时也给自己留出思考的余地。

(四)平等交谈

交谈的双方在身份、地位上可能有所不同，但在人格上是平等的。因此，交谈中首先要有平等的谈话态度。

---

①马兴云,李芳,倪晓丽.有效沟通应用于整形美容护理工作中的效果[J].社区医学杂志,2018(04):67-68.

(五)知人善谈

对于不同的交谈对象,要"有的放矢",要"因人而异"。与老年人交谈,语速要慢、声音要大,并使对方产生被尊敬的喜悦感;与年轻人和年幼者谈话,要使对方有亲切感和信任感;交谈的内容,要根据交谈者的文化程度而定,有时要讲究风度,增加文采;有时则宜朴实通俗、贴近生活、简单易懂。这些要求都需要养生美容顾问具有良好的修养和丰富的内涵。

(六)保持距离

交谈双方应保持适当的距离,不同的距离其含义不同。交谈双方之间的距离依双方的关系、性别而定。

双方是近亲或密友,其谈话距离一般保持在 15~45cm 之间,谈话亲密。

双方是一般熟人,谈话距离一般保持在 45~120cm 之间,谈话亲切、友好。

公务洽谈、同事交谈或与不速之客交谈,谈话距离一般保持在 120~360cm 之间,谈话严肃、庄重。

超过 360cm 以上为"公共距离",被称为"大众距离"。

当谈话双方为异性时,即便双方关系比较密切,交谈时也应保持一定距离。

养生美容顾问,在咨询工作岗位上,由于工作性质的特殊性,与宾客交谈时的距离一般保持在 80~140cm 之间为宜。

三、有效沟通的基本步骤

(一)事前准备

在沟通前应做的 3 个准备环节。

1.设定沟通目标

在沟通之前,首先要明确"自己希望通过本次沟通达到什么目的"。

2.制定计划

有了目标后还要有计划:怎么与对方沟通,先说什么,后说什么。如果列一个简单地表会更清晰,把"达到的目的""沟通的主题、方式""时间、地点""注意事项"一一列出来。

养生美容顾问在常规性的咨询与指导工作中,应将这些环节制度化,熟练掌握每一个步骤。

3.预测可能遇到的异议和争执

在工作岗位上接触到的人是各种各样的,对宾客可能提出的问题、出现的异议和争执要有预测,要做好充分的心理准备。

(二)确认需求

确认宾客需求的3个步骤如下所述。

1.积极聆听

要设身处地地去听,用心和用脑去听,最大限度地理解宾客的意图。

2.有效提问

通过提问更明确地了解宾客的需求和目的。在沟通的3种最基本的行为——说、听、问中,提问可以帮助我们了解更多、更准确的信息。在开始的时候提问,在结束的时候也会提问,同时提问还会帮助我们控制沟通与谈话的方向。

在沟通中常用的2种提问方式是开放式提问和封闭式提问。

封闭式提问:就是提出一个明确的、单一的问题,对方只需简单回答。

开放式提问:是在一个范围内提出一个问题,回答的结果是在这个范围内的若干个答案。

这2种提问方式各有特点,见表10-3。

表10-3　两种提问方式的对比

提问方式	优势	风险	举例
封闭式	节省时间	收集信息不全	问:"您有皮肤过敏症吗?" 答:"有。" 问:"您觉得皮肤干燥吗?" 答:"是。" 问:"您有过色斑吗?" 答:"有。" 问:"您的皮肤经常长痤疮吗?" 答:"不。"

续表

提问方式	优势	风险	举例
	可控制谈话内容	谈话气氛紧张	
开放式	收集信息全面	浪费时间	问:"您的皮肤都有过什么样的问题?" 答:"有时会觉得皮肤很干,有时也觉得痒;天一冷皮肤颜色就很难看,发黄;经常对冷热都过敏,有时候色斑还特别严重……"会给出有用的、没用的很多信息。
	谈话氛围愉快	谈话不易控制	

大多数只需简单回答的封闭式问题,都可变为开放式问题。

在沟通时,要注意区分2种提问的不同特点,正确掌握和灵活运用2种不同的提问方式。正确的提问将有利于提高沟通的效率。

3.及时确认

当对某个问题没听清楚、没有理解时,一定要及时提问,做到完全理解对方所要表达的意图。我们在沟通过程中,首先要确认宾客的需求是什么。如果不明白这一点就无法最终达成一致。要了解宾客的需求、目标,就必须通过提问来达到。

(1)积极聆听

聆听不是一种被动,而是一种主动的行为,它不仅能够帮助收集到更多、更准确的信息,同时它能够鼓励和引导对方更好地去表达。

(2)及时回应,表达感受

在聆听的过程中要养成一个习惯:及时给对方一个回应表达感受。当别人说话时,你一定要有一些回应动作。如在听的过程中,适当地点头、语言回应或者伴随其他一些表示你理解或鼓励对方的肢体语言动作等,如"是,我也是这样认为""您日常的皮肤养护已经做得很好了"等,这种积极的聆听态度,也会给对方以非常好的鼓励。

(3)把握时机,及时提问

随便打断对方的讲话是不礼貌的,但在听的过程中出现没有听清楚或没有听懂的问题时,要把握好时机,及时提出问题。

（4）归纳总结，提炼信息

在听的过程中，要善于将对方的话及时进行归纳总结，以便更好地理解对方的意图，并将其主体内容进行提炼。

（5）复述内容，确认信息

在听完对方一段话的时候，要将归纳总结的内容简单、精练地向对方进行复述。这样，不仅表示你认真地聆听了，还可以向对方确认你所获得的信息是否准确，即你是否准确地理解了对方的意思。切记，在提问时要避免提出一些不利于收集信息的问题，如：①少问"为什么"。尽量用其他的话来代替，如："您能不能再详细地说一下。""您能不能再详细地解释一下。"②少问带有引导性的问题。如："您一定觉得皮肤很干吧？"这样提问题不利于收集信息。③忌讳一下提出多个问题。一下提出多个问题，会使对方无从解答，不知所措。

（三）阐述观点

养生美容顾问在掌握了宾客心理、生理状况、心理需求等信息后，对于为其设计的养护方案，要与宾客作一个充分的交流，并达成一致。这就需要对所设计的方案进行一个明确、完整、准确、简洁的阐述，使对方对你所设计方案的观点、思路给予认同，并予以配合。

（四）处理异议

在沟通中，异议是经常遇到的，双方的观点不可能总是一致的。由于成年人固有的想法和习惯不易改变，所以要想说服对方不是一件容易的事。沟通过程中的异议，是达到良好沟通目的的障碍。

在沟通过程中遇到异议时，常采用的化解方法是"借势发力"。在沟通过程中出现异议时，不必直接强行说服对方，而是用对方的观点来说服对方。首先，了解对方的观点，发现与自己观点发生异议的关键点，同时找出对方观点中与自己观点一致的因素，再以这些因素作为切入点进行分析，逐步否定对方的观点，最终达成一致，达到沟通的目的。

（五）达成一致

沟通的理想结果是达成一致。在活动最终达成一致，才是真正意义上的"沟通"。沟通的实际目标分为3个不同的层次：①沟通双方对对方的观点做到了真正地了解；②对对方予以理解，对其观点尽管不能完全接受，但已达成共识，求大同存小异；③达成一致，这也是最理想的沟通目标。

我们在与宾客就养护方案进行沟通时，应采取妥善的沟通方法，在科学的、不违背养护原理的前提下，尽量满足宾客的心理、生理需求，与其达成一致。

（六）共同实施

达成一致后的共同实施，是沟通的结果。在实际工作中，任何沟通的结果都是一项工作的开始。在实际的实施过程中，还会发现新的问题，因此，要达到沟通的目的，双方的配合是十分重要的，在这个过程中，还需要进行不断的沟通，直至达到最终目的。

四、成功交谈要素

（一）寻找话题，营造良好气氛

选择好的话题，是深入交谈的基础，是纵情畅谈的开端。所谓好话题，就是双方感兴趣，能激发对方谈话欲望的话题。

寻找交谈共同点。交谈只有在共同的知识、经验、兴趣范围内才能进行下去。所寻找的共同点一般是从参与交谈者的年龄、职业、家庭、性格、养生等特点上寻求。生活中可供寻找的话题比比皆是：服饰衣着、影视趣闻、天文地理、旅游、社会经纬、花鸟鱼虫等。养生美容顾问在咨询与指导岗位上的话题多选择宾客热切关心的皮肤特点、皮肤状态、皮肤问题、体型调整等。一个好的话题，会使双方越谈越投机，就像一把打开谈话大门的钥匙，使交谈双方通过开启的感兴趣话题的大门，共同走向谈话的成功。

（二）转换话题，把握谈话内容

交谈中，由于话题不宜，会使谈话难于继续进行。例如，格调不高、乏味、影响人际关系的话题，涉及别人隐私的话题，易激怒谈话者的话题，引起一方伤心的话题，谈话一方不感兴趣的话题，或者是相对保密、不便透露的话题等,都是不宜继续进行的话题,均应及时转换谈话内容,引导谈话向健康、愉快、和谐、融洽的方向发展。转换话题要注意过渡自然,如行云流水,水到渠成,不使对方感到唐突,顿生疑窦。转换话题的方式要因势利导,要因时而异、因事而异。比如选择一个与原话题有关的新话题或选择一个对方十分关注的话题等,使宾客自然地跟随自己进入新的谈话内容。

(三)认真倾听,及时获取信息

听是交谈中获取信息的重要途径。认真倾听,是准确获取信息、及时领会谈话者意图的关键环节,也是礼仪中对他人尊重的表现形式之一。在行为上,认真倾听表现为:目光有礼貌地注视对方;在恰当的时候适度点头,以示对说话者的理解、赞同、鼓励和尊重。

在听别人说话时,翻看文件资料、摆弄物品、东张西望、频频看表等,会给人一种心不在焉、漫不经心或对所谈话题不感兴趣的感觉,是极为不礼貌的,同时还会失掉捕捉有效信息的机会。

(四)及时呼应,形成心理默契

在倾听对方说话时,要及时给予呼应,使对方感觉你在认真聆听,达到与谈话者不断交流,从而形成心理上的某种默契,使谈话更为投机。

呼应的方法要恰当,比如一个眼神、一个微笑或轻轻地点头等。也可适时插入问话,例如:“真的吗?”“哦,原来是这样。”“那后来呢?”“那我该怎么做?”呼应的方法也可以是适时地发问,例如:“您觉得怎么样?”“您看呢?”“那你是怎么进行皮肤护理的?”“您是怎么理解的?”

(五)言辞委婉,增加亲和力

心理学研究表明,委婉含蓄的话,无论是提出自己的看法,还是向对方劝说,都能比较适应对方心理上的自尊感,使对方容易接受、赞同你的说法。陈建民在《说话的艺术》一书中指出:“委婉含蓄比直截了当说话更需要动脑筋,它是一种语言修养。直言不讳刺激性大,容易伤害对方的自尊,得罪人,或造成许多矛盾;委婉的话有礼貌,比较得体,听了轻松自在,愉快舒畅……提倡忠言不可逆耳,理直不可气壮。就是说,‘忠言’

和'逆耳'都要注意用恰当的方式表达,不可图说话痛快。多数人对直言不讳不大喜欢,俗话说'恕我直言',没有'恕我委婉'……说话直言不讳,被认为是不稳重、不成熟的表现,讨人嫌,令人憎;而说话委婉,被认为是稳重、成熟的表现。"

语言含蓄委婉,不等于虚伪、"绕圈子",而是强调说话时的语音、语调、语气和语言的选词、用词要恰当、委婉,不伤人,即委婉而不失坦诚,含蓄而不失真诚,从而增加亲和力。

(六)善用表情,增加谈话感染力

要达到友好交谈的效果,除了选择令双方和谐愉悦的话题外,交谈双方表情的流露也是极具感染力的。随着话题的变化与发展,双方淡淡流露出来的喜悦、兴奋、担忧、悲哀、赞同、真诚等表情,会悄悄地在二者之间产生共鸣,从而缩短交谈双方之间的距离。

(七)机智幽默,注入谈话润滑剂

恩格斯说:"幽默是具有智慧、教养和道德的优越性表现。"幽默,是社会语言中的高级艺术,也是一个人的文化、修养、机智、心理、气质和语言驾驭能力等方面素养的综合反映。有趣而又意味深长的语言,往往能给人以欢笑和愉快。"没有幽默感的语言是一篇公文,没有幽默感的人是一尊雕像,没有幽默感的家庭是一间旅馆,没有幽默感的社会是不可想象的"。幽默诙谐的语言是交谈中的润滑剂,它能化解疑虑、消除隔阂,使人感到轻松愉快,起到调节气氛的作用。谈吐风趣、令人捧腹的人往往是受人欢迎的人。幽默,实际上不仅充满着敏锐、机智、友善和诙谐,而且在会心的笑声中往往能开启人的心智,是在交谈中悄然注入的"润滑剂"。

(八)语言博学,拓宽取胜空间

语言的表达,是和一个人的知识修养分不开的。才高八斗,学富五车,方能旁征博引。知识渊博的人,往往能妙语连珠,恰当得体,语言丰富,充满魅力,余音绕梁,令人回味无穷;而胸无点墨的人,则往往语言粗俗,家长里短,喋喋不休,索然无味,令人生厌。因此,要在交谈中获得成功,必须加强学习,提高道德修养,博学多才,以智取胜。

五、交谈的方式与技巧

(一)以微笑进入良好交谈状态

微笑是无声的语言,能缩短人与人之间的距离。说话前先报以坦诚地微笑,不但有利于自己开口,往往还能使对方产生亲切感。

(二)恰当运用赞美技巧

赞美能给人以温暖和愉快,能改变人的生活,能使世间嘈杂的声音化为优美的交响乐章,还能起到批评和嘲讽所起不到的作用。林肯曾在一封信的开头写道:"任何人都喜欢得到别人的赞美。"美国心理学家威廉·詹姆斯也曾说:"人类灵魂深处的信念就是渴望得到赞赏。"这是人类一种永无止境的"渴望"。

在交谈、处理人际关系时,应时时想到"人类都'渴望'得到赞赏"。恰当的赞赏技巧有以下要点。

1.寻找闪光点

每个人身上都有闪光点,只要你用心去发现。赞赏的时候,要注重对方尚缺乏自信之处(比赞赏其他人已共知之处效果要好),唯有如此,才会令人愉快。

2.赞赏要真诚

赞赏并不是吹捧,其区别在于:赞赏是真诚的,是真实的,是从内心发出的,是无私的且普遍受人欢迎的;吹捧则是虚假的、从嘴里说出的,是自私的且普遍受人谴责的。

3.赞赏要及时

赞赏别人要及时,只要你觉得别人确实有值得赞赏之处,就立即说出来。错过机会,时过境迁,有时甚至会起到相反的作用。例如,"您上次来时皮肤状态挺好的。""您上次来得挺准时的。"

4.赞赏要具体

赞赏除了运用言辞外,还可采用其他方式,比如用眼神、动作、行为等向别人暗示你的欣赏之情。例如,请人签名、请教问题、认真仔细地聆听他人的讲话等。

（三）巧妙提出批评

与赞赏比较,批评更需要技巧。批评的技巧,并不是态度暧昧、说话隐晦,但也不等于批评都需直言是非。直接批评不易让人接受,有时会使对方十分尴尬,不恰当的场合还会伤害对方。因此要掌握批评的技巧。

（1）批评别人的错误,可以从真诚的赞赏入手,然后再批评。在听到对于自己优点的赞扬后再听不愉快的事往往,容易接受一些。

（2）在指出别人的错误之前,如果自己首先真诚并谦虚地承认,自己也并非白璧无瑕,那么别人对于批评就容易接受得多。

（3）尽量避免使用命令的口气,注意顾全对方的面子,不要伤害别人的尊严。

（4）试着用赞赏代替唠叨,用建议代替批评。赞赏人的每一个进步,哪怕是很微小的进步,往往比批评更容易让人改正错误,人们甚至会因为你的赞赏而特意做好起来,特别是他本人原以为一定会受到批评时,你却没有批评,其收效会更好。

（5）批评应是出于爱人之心、助人之意,因此不要轻易坏人的名声。时刻记着批评的目的是让人做得更好而不是更糟。批评时应让人觉得错误和缺点是能够改正的,给人以鼓励、信心、勇气和希望。

（6）批评要注意场合、时间、地点。批评既然出于爱人之心、助人之意,就一定要注意批评的场合、时间、地点,既不要使对方尴尬、激怒对方,又要使对方有个回旋余地。

（四）拒绝的技巧

拒绝,很容易伤人感情。要尽量委婉,但要明确地表示此意,使对方失望的情绪减少到最低限度。只有体谅对方、尊重对方,才不至于因拒绝损伤了彼此的友好关系。在拒绝时,应掌握和注意以下5点:①不要一开始就使对方失望。让对方把话说完,然后表示你的诚意,使对方有一种满足感,再逐步推出拒绝的意思。让对方有一个心理准备的过程后再说拒绝的话,对方就不会感到突然,并能感觉到你已尽了最大的努力。

②有些事情具有受大环境影响的因素。在与对方交流时，要将有关政策、规定作充分的阐述，解释清楚，让对方理解，并使其感知到有些事情是有规定限制的，有些要求是自己提得不当。③在拒绝的同时，要清楚地表示自己发自内心的同情。④引导对方，使其能够看到所提要求中的问题，自己否定所提出的要求。⑤"补偿术"——拒绝后，积极帮助对方寻找一个可以替代的办法。

(五)及时致谢

生活在现代社会里，人们常常需要得到别人的帮助。无论何时何地，只要有人为你提供了帮助，为你付出了时间、精力、财力和劳动，你都应该表示感谢，即使这种帮助是极其微小的。

作为致谢语，"谢谢"或"非常感谢"可以说是礼貌用语中最基本和最简单的言辞。当你对人说这几个字时，就意味着你已充分认识到别人为你提供了帮助。忽视了这一点是非常失礼的，至少会在客观上造成一种错觉，似乎你把别人的帮助看成是理所当然的，或者别人会猜想你是否对他的帮助感到不够满意。在致谢时应该注意：①致谢须诚心诚意。"施惠勿念，受恩莫忘"。②致谢要直截了当，不要含含糊糊。③致谢要及时，方式可多样。

(六)适时致歉

在日常工作和生活中，有时我们会因某种原因而打扰别人，或者给人带来某种不便，甚至带来某种损害等，这时就要向人道歉。衷心的道歉，不但可以弥补破裂的关系，还可以增进感情。

人非圣贤，孰能无过。道歉并非耻辱，而是一个人襟怀坦白、深明事理、真挚诚恳和具有勇气的表现。如果给人带来不便和麻烦，还强词夺理，甚至还硬说是别人的不对，是极其没有教养的表现，会有损你的形象。

道歉还具有一种神奇的力量。它能使冲突的气氛缓和，大事化小、小事化了，甚至化干戈为玉帛，道歉始终是我们这个拥挤的星球上的"缓冲剂"。

(1)道歉要注意用词。常用道歉用语："对不起""请原谅""很抱歉""打扰了""给您添麻烦了"等。

（2）道歉要掌握时机。应该道歉的时候就马上道歉，越耽搁就越难启齿，有时甚至追悔莫及。

（3）道歉要把握分寸。如果你没有错，也不要为了息事宁人而认错，否则对任何人都没有好处。同时要分清"深感遗憾"和"不必道歉"这两者的区别，有些事可以表示遗憾，但不必道歉。

（4）道歉要变换方式。如果你觉得道歉的话难以出口，可以用别的方式来代替。比如，一束鲜花也许就能冰释前嫌。

（七）发表意见的火候与分寸

在养生美容场所中交谈，一般不要过多纠缠，不高声辩论，不恶语伤人、出言不逊，即便有不同意见，也不要争吵。

（1）不可抱着非改变对方主意的心情与人争论，更不要试图非赢不可。愤怒地争吵、激烈地攻击对方、强烈地维护自己，是良好谈吐的大敌。赢得一场争辩而失去一位朋友是"因小失大"，所以要"讨论而非争吵"。讨论的金科玉律是"陈述自己的观点，运用无法否认的事实及温和的语言，去设法说服"。但也不要使人感到你在说教，这样念招人厌烦或令人沉默。

（2）争吵能拆散人们，讨论却能使人们结合。争吵是粗野的，讨论是文明的。如果过分强调分歧，必然使对方不悦，从而使别人更听不进你的意见。

（3）不要以表达不同意见来证明自己高人一等。好为人师在社交场合是很不受欢迎的。

（4）在说出自己的意见之前，最好先复述一遍对方的立场和观点，以求没有理解上的错误，然后再展开讨论。

（5）要保持温和愉快的态度，不要随便打断对方的谈话。若交谈双方比较熟悉，或所谈问题特别重要，也可以表示一下态度，待对方说完后再作详细阐述。不要流露出对对方和他的意见不屑一顾的神情，否则讨论会引起争吵。即便发生了争吵，也不要乱斥责、讥讽或辱骂，最后还要友好地握手道别。